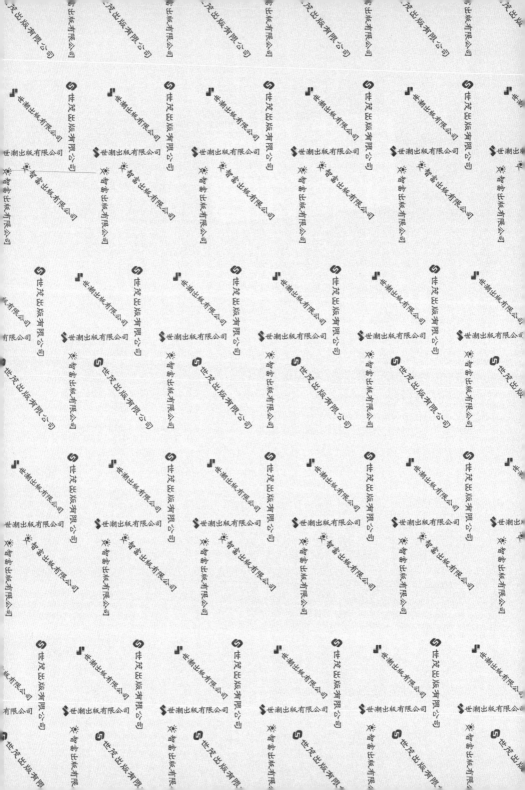

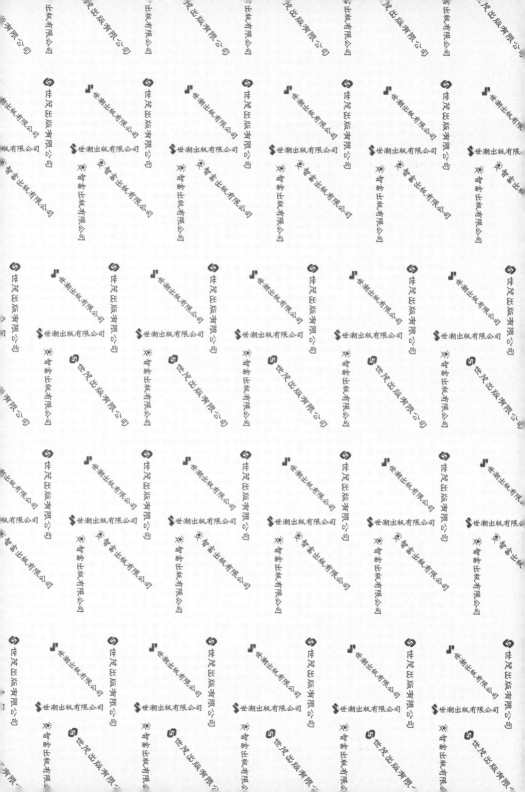

女孩的季節變換調整體質養生書

配合生理週期 養血遠離過敏

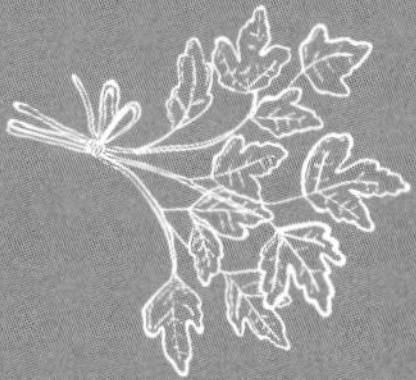

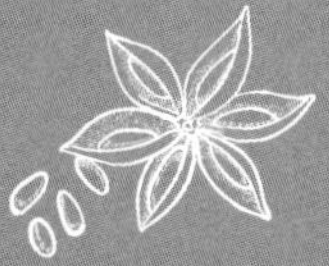

東洋医学式
カラダとココロの整え方
一年中薬に頼らず暮らせる
季節にあわせた養生のすすめ

日本東洋醫學專家
鈴木知世 著

簡毓棻 譯

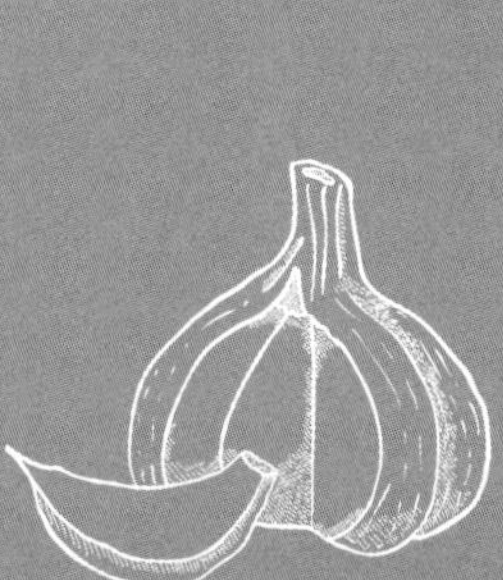

前言

妳是不是為了身體上小小的不適感到困擾呢？
輕微頭痛、發冷、身體浮腫、
失眠、生理不順、
老是消不去的疲勞等等。

以上症狀雖稱不上是生病，
但
現在有越來越多女性
成天處在老是感覺身體不舒服的狀態中。

我想告訴為此感到困擾的女性朋友們
一個東洋醫學式的身心調理法。
中國最古老的醫書《黃帝內經》中如此記載，
「掌握一年四季的自然變化，
順應季節生活就不會生病。」

只要找回對春夏秋冬四季的季節感，
就能自然將身體引導回健康與美麗的狀態。
因為
身心能回到自然狀態，
就是最好的「養生」。

○第2章　夏季的養生　五、六、七月

○第五個季節「土」的養生……

○第3章 秋季的養生 八、九、十月……

○第4章　冬季的養生　十一、十二、一月

○第5章　全年的養生

◎心理篇

◎飲食篇

◎體質篇

◎生活習慣篇

○第6章　自己做艾灸養生

○東洋醫學的基礎筆記

序章

身體與心理，密不可分。
為了不使今日的小小不適，
成為明日大大的不舒服，
讓我們用心養生吧。

對於女性而言，

想要隨時保持健康又美麗，

需要的是，

好好根據現在的年齡做適當保養。

為了讓女性荷爾蒙能分泌順暢，

重要的是，在飲食與日常習慣上搭配各個節氣

好好生活。

首先，讓我跟大家介紹

關於女性各年齡階段與飲食宜忌的基本概念。

序

女性年齡以七的倍數來分段

現代人大多認為，人的年齡與身體的關係是以十年為一個階段，例如十歲、二十歲、三十歲、四十歲、五十歲等等。

因此，二十九歲女性對於三十歲大關會感到壓力重重，而三十九歲女性則常會大聲堅稱「我三十九，還沒四十！我還是三十幾歲的人！」我想這個堅持大概是對於年老的一種抵抗。然而，如果試著以**成長・老化與荷爾蒙的觀點來看年齡與身體的關係**，從東洋醫學的觀點來看，無論是三十九還是四十歲都屬於同一個階段。

「男性是八的倍數。女性是七的倍數」

這是在東洋醫學中，早在兩千多年前就有的觀點。所謂「男性是八的倍數。女性是七的倍數」究竟代表什麼呢？讓我們來看看，女性各年齡階段的情況。

◎ 女性成長與老化的七個階段 ◎

女性大多在三十五歲開始感受到老化。一般在停經後，女性荷爾蒙會開始明顯減少，因此四十九歲前都有生育能力。

相對來說，男性的成長與老化分為八個階段，因為是八的倍數，所以男性到六十四歲前都有生殖能力。男性體態的高峰期是三十二歲，所以對男性來說，二十四到三十二歲是最健康的階段，然後在四十歲開始明顯感到老化。因此，女性的三十五歲相當於男性的四十歲。

女性的各年齡階段

第一階段	7歲	乳齒換牙為恆齒。
第二階段	14歲	初經來潮。第二性徵開始發育。
第三階段	21歲	女性身體發育完成。
第四階段	28歲	女性的成熟期。生產風險最少的時期。
第五階段	35歲	皮膚的光滑度與頭髮的潤澤度開始減退。同時開始感受到體力不足。
第六階段	42歲	開始出現白髮與皺紋。
第七階段	49歲	停經。到此時，將難以懷孕、生產。

序

女性的養生從二十八歲開始

二十八歲是女性初成熟的年齡，想要永遠維持人生最美麗的樣貌，就要從二十八歲開始養生。

女性的身心從二十一歲開始逐漸發展完善，二十八歲是最顛峰。所有人都想盡可能維持顛峰期的年輕美貌，希望能以最緩慢的速度邁向人生下一個階段。在東洋醫學中之所以強調「防老抗皺要從二十八歲開始」，理由就在這裡。

能夠實現這目的的，正是東洋醫學的智慧代表——養生。如果有人未滿二十八歲，而且正為了身體不適感到困擾，這些人有可能是天生體質不佳，或是生活習慣不好。我建議有類似困擾的女性現在就開始改變，將生活型態改為東洋醫學式的養生生活，強化自然治癒力吧。

女性三十五歲後就會不一樣

只要是女性，無論外表看來如何年輕貌美，**一旦到了三十五歲，就會感到身體開始老化**。雖然還不到真正年老的地步，但多數人就是會感覺到身體狀況有些不同，尤其對以下症狀更有實際感受。

跟以前相比，疲勞感變得難以消解；感覺肌膚粗糙，皮膚變得乾燥、敏感；髮量變少、腰圍變胖。甚至開始在意起臀部、乳房、下腹部的線條，而且在生理期前後，情緒較不穩，容易沮喪。

之所以出現這些症狀，原因就在於即將進入**人生第五階段時，生理期逐漸不順，性慾與性功能開始衰退**。即使如此，一般人在前一個階段，在生理期的月經量與天數、基礎體溫、性慾與性機能上並不會出現任何自覺的不適症狀。所以，當過了三十五歲，如果發現身體有明顯的不同之處，有可能就是老化的徵兆，請特別留意，不要掉以輕心。

序

停經前後的四十二歲與四十九歲

女性一生會經歷七個階段。如果將第七階段的四十九歲視為停經期間，那麼**第六階段的四十二歲可說是具有生育力的最後階段**。話雖如此，仍有例外。最近，外表以及身體狀況都比實際年齡階段還要年輕一、兩個階段的大有人在。因而不論男女都有可能在過了生育年齡的階段，還能懷胎生子。這一切多虧了這一百年間的文明發達與生活環境改善所賜，但是，如果將人類視作眾多生物中的一員，生殖年齡並沒有太大的改變。也就是說，對於六十四歲前具有生育能力的男性與在四十九歲前具有生育能力的女性來說，五十歲的意義完全不同。

女性開始進入人生的第六階段後，身體會有以下症狀：再也無法勉強自己，深刻感受到體力衰退；開始出現皺紋、肌膚乾燥，白頭髮越來越多；記憶力衰退，注意力變得低落；淺眠、一早就爬起來上廁所；膝蓋跟肩膀等關節部位與牙齒容易出狀況等等。隨著女性荷爾蒙開始減少，卵巢功能變得低落，子宮也開始萎縮。同時，子宮內膜逐漸失去彈性、變薄，肌肉衰弱。有些人因為第一次懷孕不順利，導致性慾低落，覺得要維持性生活很麻煩。雖然這算是生理規律崩壞的開始，但離更年期還有一段時間，所以有些女性會想調養身體。

四十九歲時，卵巢功能更顯低落，子宮內膜與肌肉更加萎縮。雖然更年期來臨的確切時間，每個人不同，但從東洋醫學觀點來看，進入第七階段的四十九歲時迎接更年期是正常的。**女性一旦停經，女性荷爾蒙的分泌會顯著減少**。女性更年期障礙的症狀遠比男性來得激烈，原因在於，女性荷爾蒙急遽減少會使體內產生極大的變化。此時，身體的症狀會比第六階段來得嚴重，心情也容易陷入低潮。

女性身體的變化

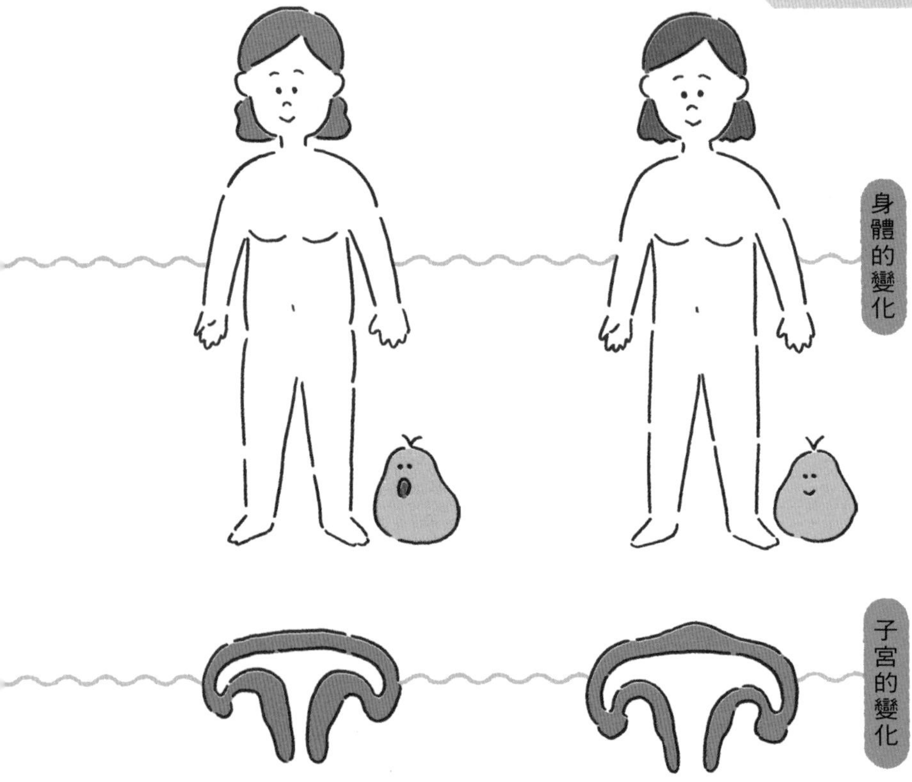

35歲

明明覺得「自己還很健康」，卻開始感到身體上有各種不舒服。這個年紀開始要特別留意熬夜與紫外線對身體的影響。

42歲

現在有越來越多人外表看來比實際年齡還要年輕許多，但到這個階段卻是再也不能勉強自己的年紀。女性荷爾蒙的分泌狀況也會影響今後的身體狀況。

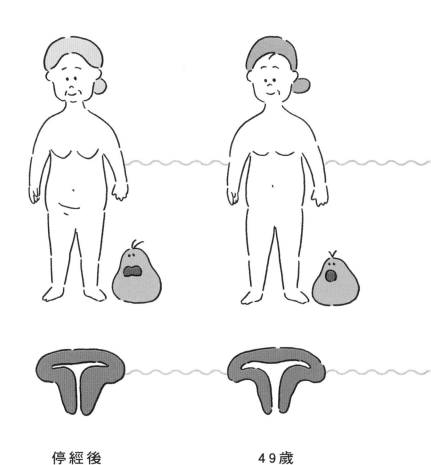

49歲

原本變得不規則的生理期月經量漸漸減少，有許多人就是在這個年齡階段迎來更年期，女性荷爾蒙的分泌在此階段變得越來越少。

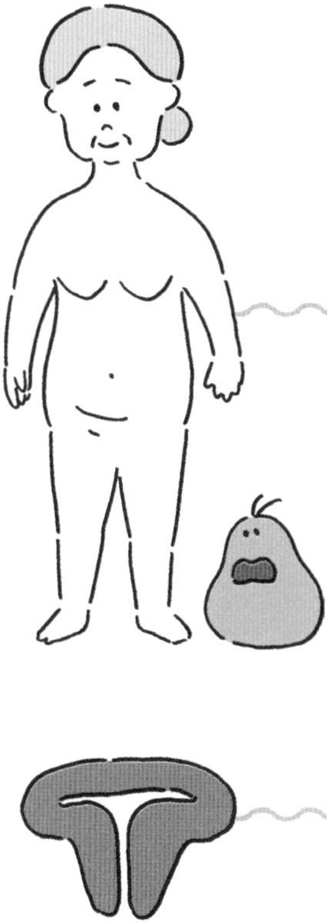

停經後

白髮與皮膚的皺紋增加、肌膚變得容易乾燥，老化狀況越來越明顯。容易罹患白內障與青光眼等眼睛疾病，聽力也會越來越弱。

序

就算到了一百歲，女性荷爾蒙依舊重要

「即使八、九十歲，甚至一百歲，都要重視女性荷爾蒙」——這是女性保養的基本。提到抗老、健康、美容等，都少不了女性荷爾蒙。人體內的各種荷爾蒙，我們稱為內分泌，皆由體內腺體分泌。雖然每日分泌量不足一茶匙，卻與交感神經關係密切，兩者能讓人體維持在一定良好的狀態下（這稱為體內動態平衡）。

女性荷爾蒙大致分為兩大類，分別是雌激素（estrogen，又稱動情素）和黃體素（progestagen）。雌激素的主要功能是讓身體變得女性化；而黃體素則是使人受孕的荷爾蒙，通常關係到女性的排卵功能，並讓體溫在下次生理期前都維持在高溫狀態。一旦黃體素開始分泌，體溫就會維持在高溫狀態。也就是說，**如果某人的黃體素分泌量少，極可能有虛冷症的困擾**。

停經後，女性荷爾蒙的分泌會急劇減少，骨頭將變得脆弱，罹患骨質疏鬆的風險

也隨之增加。此時，由於血管壁變硬，心臟負擔增加，罹患高血壓的風險也會增加，這一點令人擔心。即使停經前，生理期相當正常，血壓相對較低的女性，在停經後罹患高血壓的人也不在少數。也就是說，女性荷爾蒙的減少對於女性來說，事關重大。

然而，對女性來說，在生活中實踐東洋醫學式的生活方式，能活化女性荷爾蒙，如此，即使更年期來臨，也能平穩度過。不單如此，東洋醫學的生活方式能為各年齡層的女性帶來更豐富的生命力，使女性更為健康美麗，身體自然而然地轉變。那麼，究竟要如何才能活化女性荷爾蒙、讓生理期順利呢？只要進行順應季節的養生與飲食方式即可達成。讓我們將擁有超過三千年歷史的健康與美麗的知識融入生活中，作為調養身體的基礎吧。

序

飲食以五：三：二為基準

對女性來說，想要維持年輕健康，最重要的莫過於促進分泌身體必須的女性荷爾蒙，而想要達成此目的，就要重視飲食方式。因此，在詳細介紹順應季節的養生方式前，我想先說說一整年都需要留意的飲食養生法。

在東洋醫學中，有這樣的說法「各個內臟器官各有各的活絡時間帶。讓我們運用這點來養生吧」（即時辰養生）。基於此，一天中的飲食模式應該是五：三：二。這意味著，三餐的比例是，早餐五，午餐三，晚餐二。這樣的飲食養生法帶給內臟的負擔最小，能夠**讓內臟年齡常保年輕**。

黏著在腹部的脂肪是「冰冷的圍肚兜」，會為內臟的功能帶來不好影響，有時也會讓女性荷爾蒙的分泌不順暢，而五：三：二飲食法能有效燃燒內臟脂肪，也能縮小腰圍。要想更提高效果，另一個重點是咀嚼。為了活化內臟功能以幫助消化，盡可能每口食物都咀嚼一百次，最起碼也要咀嚼三十次。如此一來，一周內可以減少五百公克的體重，一個月有可能減少兩公斤左右。若是便祕狀況嚴重，實踐這個方法將能有效解決便祕困擾，有時能減少兩公斤以上的體重。

如果妳現在的飲食比例是「二：三：五」，只要把前一晚的晚餐分量換到隔天的早餐，晚餐改以蔬菜為主即可。晚上睡前，只要吃最少分量的食物就很足夠（麵包、義大利麵、拉麵等麵粉類食物有助吸收營養，大病初癒時可以盡量攝取，但如果想要減重則不適合。尤其晚餐食用更容易肥胖）。

至此，各位應該理解了飲食方式的重要性。還有一個重點是，要維持女性荷爾蒙的分泌，尤重順應季節的生活方式。以下，讓我們從第1章開始，具體學習每個季節的養生法。

第1章　春季的養生

——二、三、四月

春天是萬物復甦的季節。
草木欣欣向榮，嫩芽萌發。
原本寂靜隱沒的生物們，開始出現生機。

隨著自然的流轉，讓我們放開身心，
平平穩穩地過日子吧。
早晨要早起。
充分沐浴在太陽所帶來的天賜能量中，
以充飽體內的陽氣。
春天是個適合嘗試新事物、
經驗前所未有的經驗的季節。
來吧！
讓我們開始東洋醫學式養生法，
成為理想中的自我吧！

早晚都要喝水

與冬季相比，春季的日照時間增長，因此，如花草樹木萌發嫩芽般，人體的新陳代謝功能也變得旺盛。水是代謝的介質，因此請記得多攝取水分。

通常，**人體的新陳代謝功能在夜晚時最為旺盛**。一旦夜間體內水分不足，將會錯失**抗老的絕佳時機**。另外，缺乏水分腳也容易抽筋。所以，平日夜晚不太喝水的人，請在枕邊放杯水或是水壺。

白天當然需要補充水分，**夜晚補充水分時，最好是「熱水」，或是常溫水**。若是在夜半醒來，請喝口水。喝一小口也好，若口渴了，大口喝也沒關係。如果一覺熟睡到天亮，只要在起床後多喝水即可，不需要特地在半夜醒來喝水。

春天的喝水方法

春天每天要喝兩公升的水

春天的每日水分攝取量最少為兩公升，超過一些無妨（罹患特殊疾病時除外）。若是每次喝水都要一一測量實在非常麻煩，因此請先掌握常用與愛用的杯子容量，如此就會方便計算與紀錄。

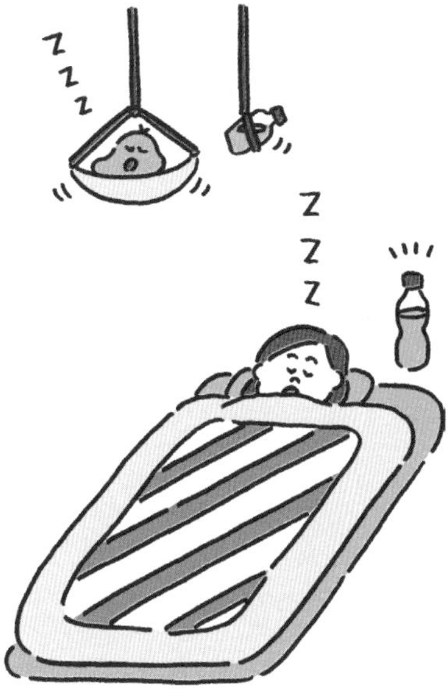

夜間，請在枕邊放瓶水

冰水或是在冰箱冰過的水會對內臟造成負擔，請避免飲用。果汁或是茶類則是絕對不可。特別是晚上喝含糖果汁類飲料容易熱量過剩。而茶類或是含咖啡因飲料則有利尿作用，會影響睡眠、入睡，所以要盡量避免。

春分後才能穿迷你裙

二月是一年中最冷的月份。雖然日照開始變得暖和，但仍舊是吹著強風的寒冷季節。所謂的**體感溫度會受到溫度、風速與日照量的影響**。所以，當風速每增加一公尺，體感溫度會下降一度，當風速為十公尺，體感溫度就會下降十度。

此外，十分鐘內的平均風速超過每秒八公尺就會發生春一番*，所以風速為每秒十公尺並不稀奇。如果還考量到濕度，**一天的體感溫差有時會接近攝氏二十度**。初春時的穿著重點在因應溫差變化。立春後，會有一段時間吹大風，體感溫度也會降低，因此，如果想穿露出膝蓋的服裝，最好忍耐到春分過後。上半身的穿著則以白天溫度為主，再加上一件厚外衣。

*註：春一番，指從「立春」到「春分」期間吹起的第一道溫暖南風，通常發生在二月至三月上旬。

◎ 二月的穿著重點 ◎

冬天時原本蟄伏在腳底的「氣」，到了春天，將如同草木自然發芽般，由下往上伸展。此時，如果下半身著涼，原本要往上發展的氣就會縮回原本的腳底而無法延伸。所以，春天時的穿著重點是「下半身保暖，以上半身的穿著來調節冷熱感」。

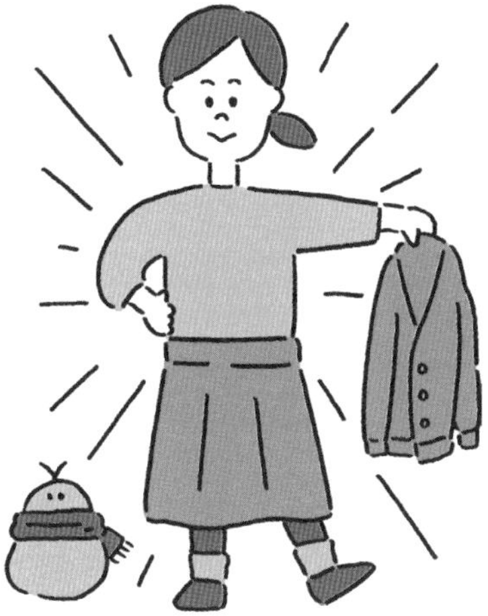

氣溫升高時，脫上衣來調節

氣溫升高時，儘管脫上衣來調節舒適度。如果天氣暖和、風和日麗，穿件短袖T恤無妨。首先挑件充滿春天色彩的T恤穿在最裡面吧。春分時，風會變得和緩，日照時間也將變長。此時，再盡情穿著春裝吧。

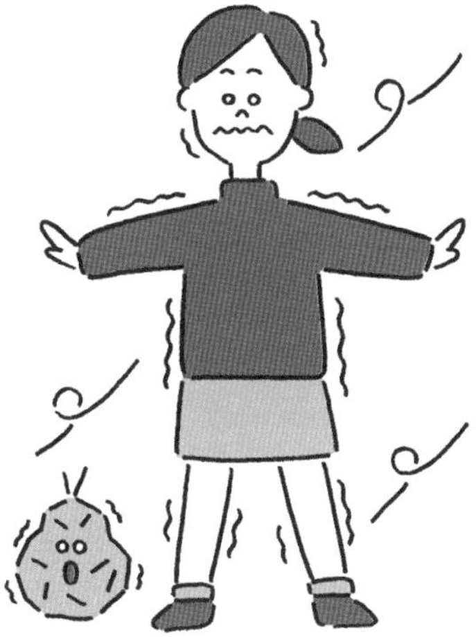

露出膝蓋的穿著還太早

穿著迷你短裙或是短褲時，即使穿了內搭褲或褲襪，身體還是會因此受寒。真要說的話，內搭褲與褲襪等配件根本抵擋不了風，當然，光溜溜的一雙腳更是。所以請以「下半身保暖，以上半身的穿著來調節冷熱感」的方式，舒適度過春天吧。

春

好好睡覺、早早起床

只要沐浴在陽光下，生理時鐘就會正常運作。尤其是早晨的太陽光，只要早起到戶外去，就能讓體內的血清素分泌。傍晚過後，白天分泌的血清素會轉為褪黑激素。褪黑激素正是影響人體能否正常睡眠的激素。冬天是一年之中身體最為虛弱的時期，到了春天，人體為了取回能量，需要較長的睡眠時間，最好盡可能早點就寢。**絕佳的就寢時間是晚上十點前**。需要較長睡眠時間的人可以睡足十二小時，但春天必須早起。如果想要睡飽飽，請在日落時分就上床睡覺。

早晨的陽光充滿來自上天的陽的能量。讓身體沐浴在陽光中，緩緩運動身體吧。

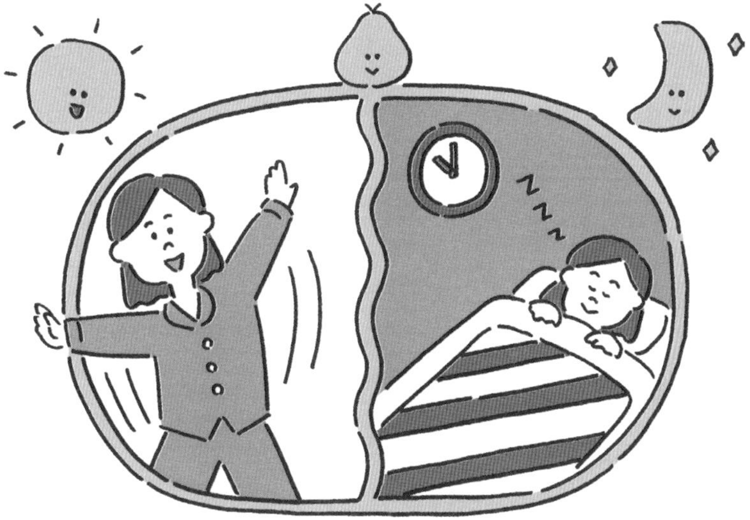

從立春起的一個月內，記得要曬太陽。
冬日的陽光不足，就讓春天來補足吧。

冬天由於營養不足與日照時間過短，使得骨骼變得虛弱。維生素D是人體內能自動合成的珍貴維生素，但需要陽光的幫忙，因此也稱為太陽維生素。也就是說，「曬了太陽，人體就能合成維生素D」。維生素D能促進人體吸收鈣質，有強壯骨骼的功效。

不只如此，維生素D還有抗菌效果，也能增進免疫力。再者，沐浴在陽光下時，對「心」也有好處，血壓能維持正常，血液循環也能順暢無阻。只要主掌精神活力的「心」能充滿好的能量，大腦就能因而活絡，提升記憶力，也有緩解失智症的效果。

春

身體與頭髮都要放鬆

春天的基本養生法是，在太陽下緩慢悠閒地活動身體。

該做什麼運動好呢？即使是那些叫不出正式名稱的運動也無妨，打打**太極拳**或做**瑜珈**都很好，**慢跑**也行。在這個時節，比起鍛鍊肌肉，慢慢伸展肢體才是重點。

運動時，為免頭髮散亂造成困擾，經常有女性會綁馬尾。但是需要注意的是，春天的養生重點在於「緩慢放鬆」，所以盡可能讓頭髮鬆散，不要綁起。

不用動腦思考該選擇什麼樣的運動，只要隨意動動，有動就好，做些**健康操**也不錯。早晨沐浴在陽光下，試著緩緩地做個體操吧。

春天的太陽體操

1 深呼吸

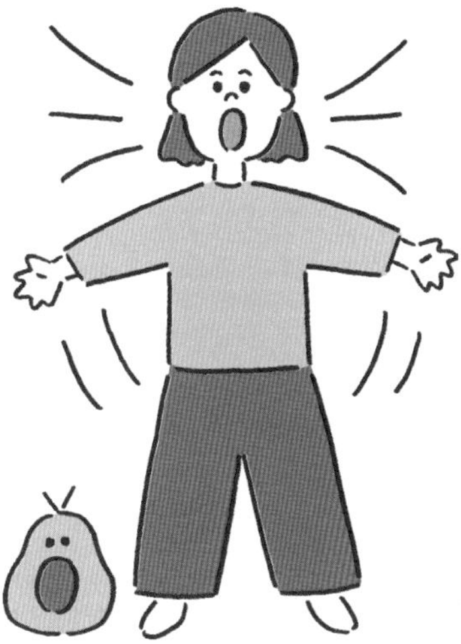

為了獲得來自上天的能量，請面向太陽，想像伸手就要碰到太陽般地邊往上伸展雙手，邊做深呼吸。站立時，雙腳打開比肩稍寬即可。雙手往上伸展時，請深吸氣；雙手往身體兩側畫圓放下時，慢慢吐氣。

2 左右轉動身體

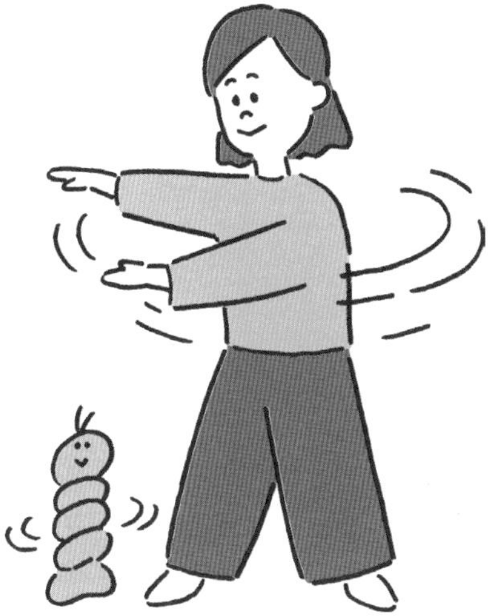

放鬆雙手與手臂的力量，向左右轉動身體。一開始只要小小幅度，隨後慢慢增加扭轉的幅度。結束前，再慢慢縮小扭轉幅度。如果肩頸背較緊的人，要注意身體感覺，不要勉強自己一次做到位。這個動作只要持續三分鐘，身體就會漸漸溫暖起來。

3 伸展運動

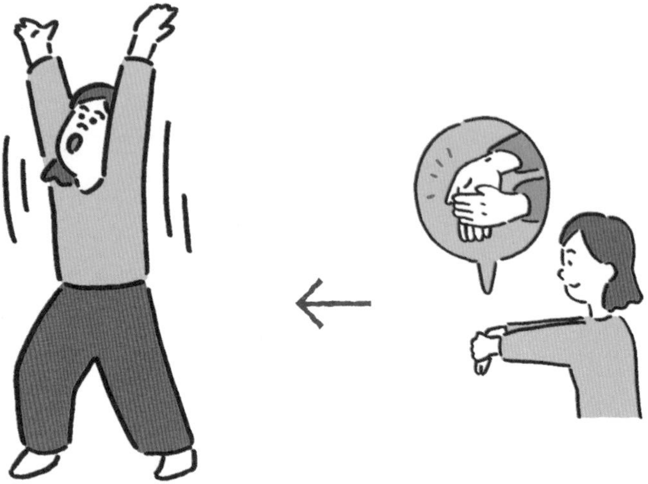

右手往前伸直，約到肩膀的高度即可，手掌向上。手腕不動，用左手將右手大拇指以外的四指往下壓呈垂直地面狀，數到十放開。換右手，重複同樣動作。

兩腳打開與肩同寬，左腳往後退一步，右腳成微彎弓箭步站好，邊感覺左大腿與小腿部位伸展，同時也感覺一下右邊髖關節。站好後，深吸一口氣，邊慢慢吐氣，邊把兩手往上伸直，停留十秒鐘。然後換右腳做同樣的動作。

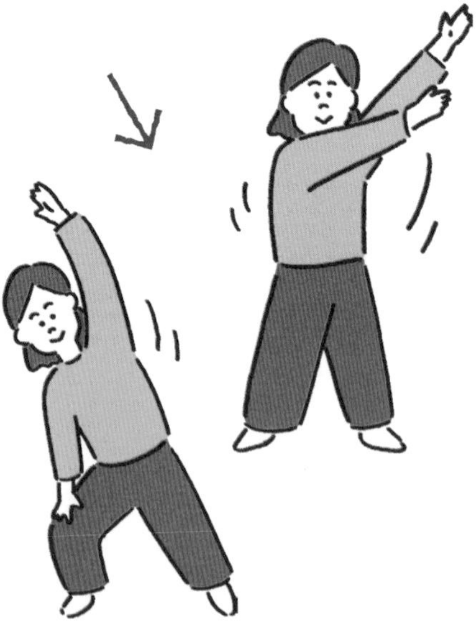

打開兩腳與肩同寬，單腳膝蓋微彎。請留意另一腳內側的肌肉，伸展十秒。此時，請想著圓圓的太陽，然後雙手同時往左畫圓，由下往上擺，雙腳站直，吐氣十秒。

4

跳躍

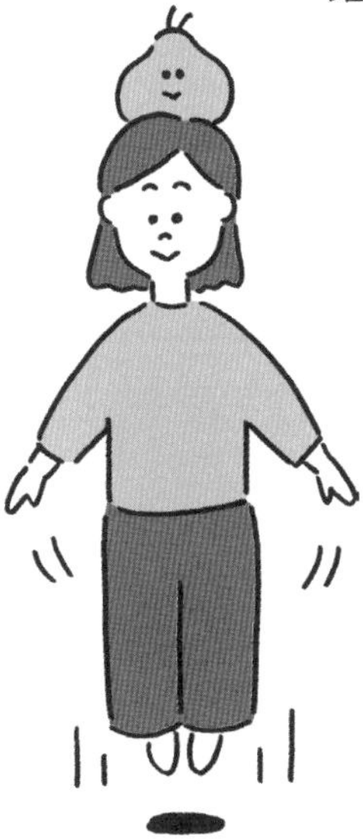

曬太陽時，在感覺到滿滿能量的當下，雙腳併攏往上輕輕跳起。

5

深呼吸

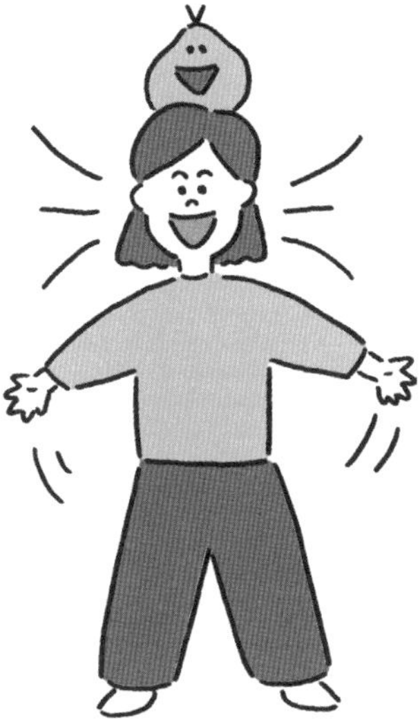

最後，雙手向左右大大伸展開來，深呼吸。為調整呼吸，請重複進行數次。

邊聽音樂，邊做太陽體操

春天是「龍」的季節。龍主管音樂，所以春天是最適合聽音樂的季節。請邊聽著最喜愛的音樂，邊緩慢伸展身體，如此，不論是身體或是心理都能煥然一新。春天也很適合展開新嘗試，學些才藝。在龍的季節，很適合學音樂。

立春時喝紅玫瑰茶

「玫瑰花茶」是眾人皆知的美肌茶，成分是玫瑰與薔薇的紅色花朵。玫瑰花茶也有茶包形式的，最好是選擇確實放有玫瑰或薔薇花苞的。為了讓身體在立春時感受到春天，我建議大家多喝花茶、尤其是喝紅色花朵的花茶。**東洋醫學認為，比起大型食物，小形狀的食物更凝聚有能量**，因此越小的花苞越好。另外，紅色食材有助血液循環，能夠讓冬季裡原本沉潛的脈氣再次恢復功能。

飲用玫瑰花茶的最佳季節是春季即將來臨的一月左右。玫瑰花茶具有抑制免疫系統過敏反應的功能，尤其是**有花粉症的人，可以在出現過敏症狀前就開始飲用**。

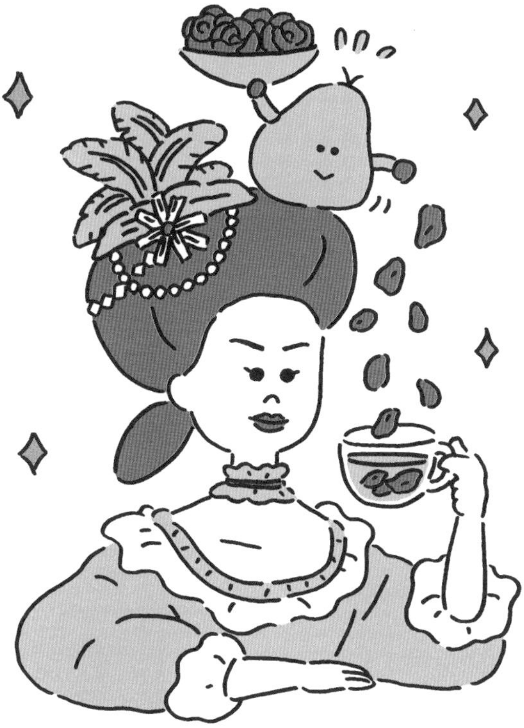

用玫瑰花茶調整女性荷爾蒙。
對於消除皺紋、斑點與月經不順都有效。

玫瑰花茶富含維生素C、維生素A與多酚。尤其在寒冷季節中，體內容易缺乏這三種營養素，最好的方法是用喝茶來輕鬆補充。玫瑰花茶之所以被稱為美肌茶，原因在於這些營養素含量豐富。它不僅能調整肌膚狀態，對於消除皺紋與斑點也非常有效。另外還有調整女性荷爾蒙的功效，因此也能改善女性的月經不順。

常有人說，「女性靠嗅覺，男性靠視覺」，人體的五感中，嗅覺的反應區在大腦深處的舊皮質區，屬於本能部位，而香氣十足的玫瑰花茶正好能提升人的嗅覺功能。

開始吃紅棗

東洋醫學中，**將紅棗視為補肝的食材以及中藥的一種**。紅棗作為中藥的另一個名稱為大棗，也就是乾燥後的紅棗。自古就有「五穀加上紅棗勝過靈芝」的說法，無論是**抗老化**或是**養顏美容**都有很好的效果。

紅棗含有豐富的鐵質、鋅與維生素B。鐵質可**預防貧血**；鋅則與卵子、精子的活力有密切的關係。維生素B一向有「元氣維生素」的稱號，能補充滿滿的**活力**。在維生素B群的成分中，葉酸有助於身體製造紅血球，不單是孕期需要，想要**維持年輕貌美**，更是缺它不可。紅棗中的泛酸有助維生素C作用，**能調整荷爾蒙的平衡，抑制過敏反應**。

※靈芝是具有調整人體免疫機能的蕈類，自古就很珍貴。

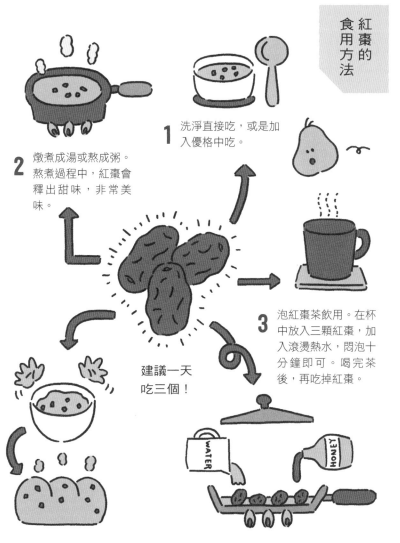

紅棗的食用方法

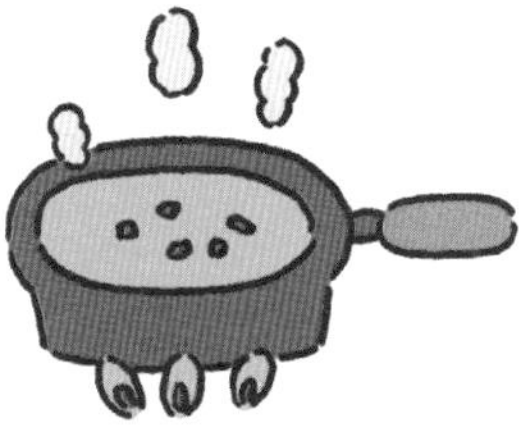

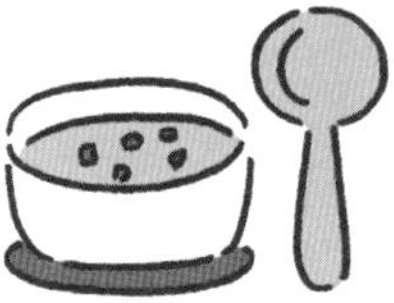

1 洗淨直接吃，或是加入優格中吃。

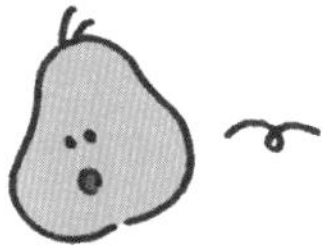

2 燉煮成湯或熬成粥。熬煮過程中，紅棗會釋出甜味，非常美味。

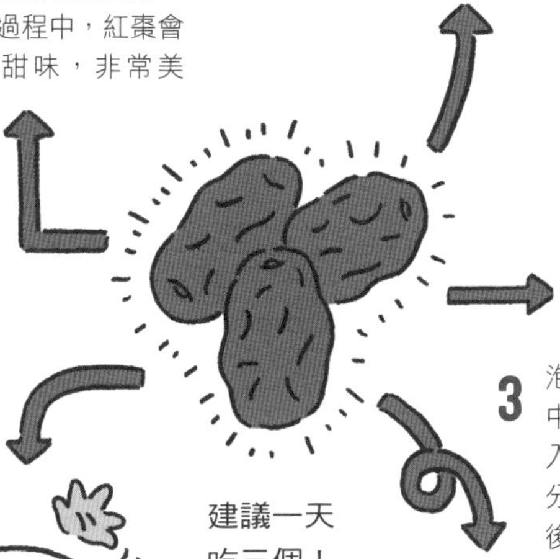

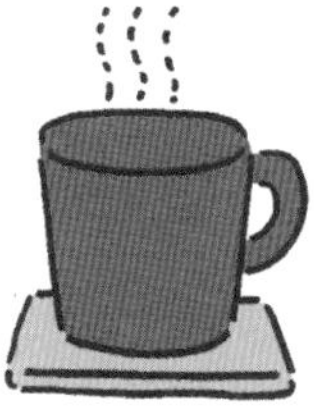

3 泡紅棗茶飲用。在杯中放入三顆紅棗，加入滾燙熱水，悶泡十分鐘即可。喝完茶後，再吃掉紅棗。

建議一天吃三個！

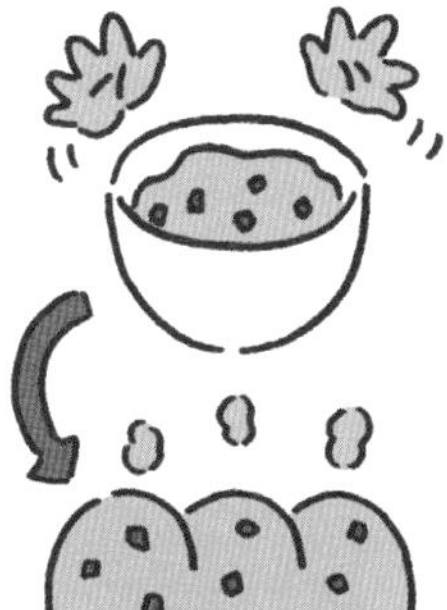

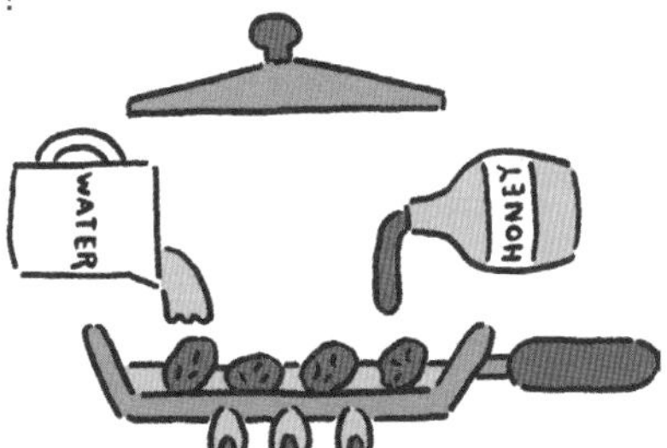

5 當做手作麵包或甜點的材料之一。切碎紅棗，加入麵糰中揉勻，放入烤箱烘烤即可。

4 製作蜂蜜紅棗。在鍋中放入紅棗，加入少許的水，蓋上鍋蓋，小火悶煮。等鍋中沸騰後，加入蜂蜜再滾一分鐘即可關火。蜂蜜量可依個人喜好調整。

用蔥、韭、蒜提升精力

自古以來，蔥韭蒜就是補陽的食物，在**治療感冒與增進健康**上有極大的功效。另外，艾草也屬於「陽性」藥草，能增強藥物功效，**溫暖身體以提升免疫力**。

另一方面，由於上述植物都會「刺激性慾」，所以在佛教的素食料理中，蔥韭蒜都是禁用食材。所謂的性慾或是精力，就生命能量來說是一種衡量的指標，一旦過度，人體會出現問題，所以請依各自的生理狀態斟酌食用。相反地，如果過度冷感，或是感覺女性荷爾蒙不足時，我非常推薦各位運用藥膳食補。

東洋醫學崇尚「中庸」。因此，再怎麼好的東西，只要過度或是不足都不好。不多不少，剛剛好才好。

◎ 春天養生飲食是補陽蔬菜 ◎

中國最古老醫書《黃帝內經》中介紹春天的養生餐是用「豬肝與大量青江菜或是菠菜等蔬菜炒製而成的菜餚」。這道菜最適合於需要養肝血、加強肝臟功能的春天食用，可增進肝臟的藏血功能，加強血液循環。

接下來，讓我們來試著做美味的「炒豬肝」吧。

首先，加熱平底鍋，然後加入油，將切碎的蔥薑蒜加入鍋中拌炒。再加入切成一公分長的韭菜莖，拌炒一下，然後放入事先用牛奶輕輕揉捏過的豬肝，炒至豬肝微焦。接著，加入大量的青江菜或是菠菜拌炒，然後再加入韭菜葉炒一下，最後以鹽、醬油、醋簡單調味後就可起鍋。這道菜餚可說百吃不膩。

春

消除身體濕熱以對治花粉症

花粉症是困擾許多現代人的症狀。不但鼻水眼淚直流，喉嚨也奇癢無比。此外，還伴隨著皮膚搔癢與口渴症狀，有些人還會出現睡眠障礙的症狀。

花粉症通常會在脾胃機能虛弱的季節交替時節發生。從秋冬屬陰的季節至春夏屬陽的季節，中間交接的二、三月是花粉症的好發時期。這個時期的身體，在東洋醫學中是屬於**血濕有熱**的狀態。由於花粉症屬於**人體免疫系統引發的過敏反應**，因此，應對花粉症的對策就是緩和體內的濕熱狀態。接著，讓我們來減少引發濕熱的要因。出現花粉症的症狀時，酒類、辛辣食物與油炸食物都要禁食。尤其是肉類，盡量不要油炸，改成汆燙。

異位性皮膚炎等不屬於花粉症的過敏症狀，也是同樣情況。

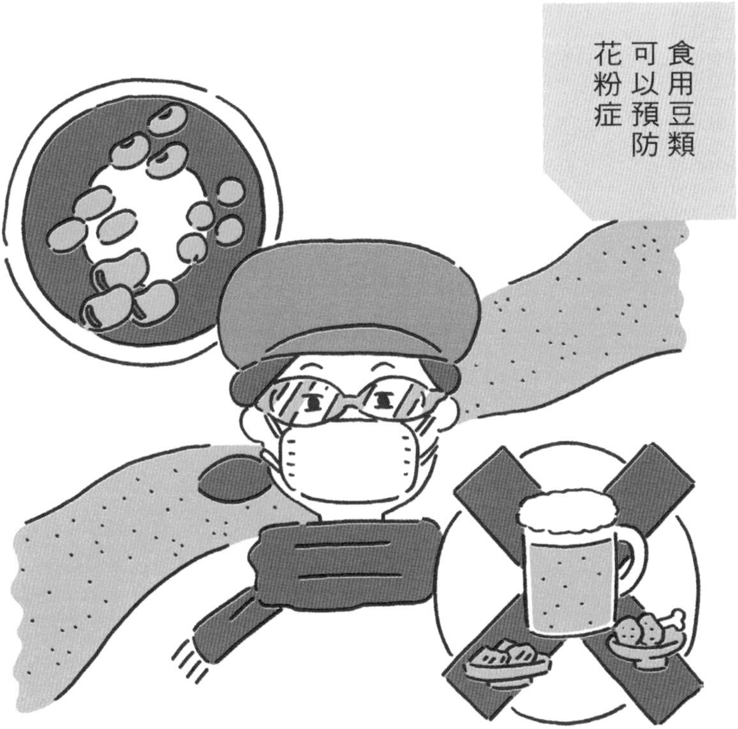

花粉症好發季節以外的應對之道

秋天時請多食用蕈菇類，冬至時請喝玫瑰茶。玫瑰有抑制免疫系統過敏反應的功效，而補脾的食物也有抑制過敏反應的效果，所以建議多吃芋頭、馬鈴薯等根莖類植物，還有薏仁、綠茶、菊花茶、枸杞等。秋冬兩季請這麼吃。

每天吃兩種豆類

花粉症的預防對策是每天吃豆類。豆類的代表雖然是黃豆，但還有其他許多種，諸如毛豆、蠶豆、黑豆、花豆、碗豆等都屬豆類。盡可能每天吃到兩種以上的豆類。除了可以直接吃豆類，也可以選擇豆類加工食品，如豆腐、豆漿或是納豆等。

春

吃蜂斗菜振奮身心

自古以來日本的**飲食生活基本定則是：「春天吃嫩芽，夏天吃花，秋天吃果實，冬天吃根（根莖類）」**。這樣的飲食基準完全是跟著自然節令走，因此若春天吃嫩芽，身體就會變成春天的身體。

蜂斗菜（款冬）的花蕾是一種山菜，據說日本人在繩文時代就有食用。寒冷的早春時節，在野外山邊就可採到，食用時可一併吃下「花蕾的萌發之氣」。**蜂斗菜的花蕾，還有排除體內多餘熱與水分的效果**。冬天時期，身體容易處於休眠狀態，代謝不良，易造成淤堵，此時就要靠春天的蜂斗菜花蕾帶來復甦的力量，一併排除體內廢物。再者，**苦味有穩定情緒的效果**。春天時，自律神經容易紊亂，致使情緒不穩定，苦味能調整自律神經，讓身體恢復正常狀態。

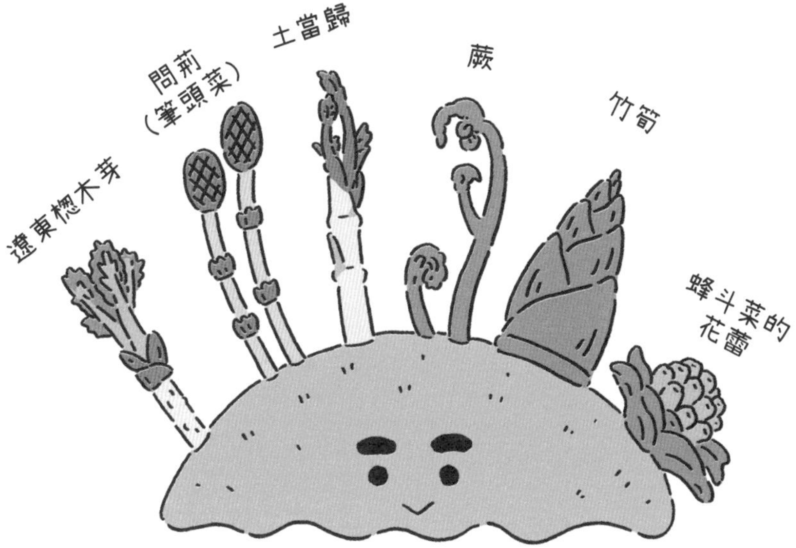

東洋醫學認為，果實越小，蘊藏的能量越大。
購買時，請選擇結有果實的小型食材。

蜂斗菜（款冬）的花蕾雖然只是花蕾，但是人體可以經由食用嫩芽與蛋等即將成長的食物以獲得能量。實際上，花蕾原本就凝聚有能量。比方說，蜂斗菜的花蕾富含β胡蘿蔔素。有研究資料顯示，花蕾上的含量遠高過蜂斗菜本身八倍之多。

除了蜂斗菜的花蕾，遼東楤木芽（刺龍芽）、問荊（筆頭菜）、土當歸、蕨（過貓）、竹筍等春天的蔬菜也都帶點苦味，與蜂斗菜的花蕾有相同功效。趁著春天，多吃當季蔬菜，好好攝取能量吧。

女兒節要喝蛤蜊湯

從日本女兒節三月三日起到春分前後，人體的「肝」氣會逐漸旺盛。另一方面，由於肝氣尚未達到平衡，肝氣不調會產生一些症狀。尤其是一旦肝鬱熱，眼部就會出狀況（視力模糊、眼睛癢、眼睛乾澀）或出現眩暈等頭部症狀。

有時也會有生理期不順、無月經、嚴重的生理痛、貧血等血液滯留（瘀血），以及肌肉抽筋、顫抖等症狀。只要出現以上任一項症狀，建議可多吃貝類補肝。

每天吃蜆仔、蛤蜊也沒問題。即使沒有出現前述症狀的人，也推薦各位在春天季節交替時，以蛤蜊湯來調整身體。蛤蜊的產季是二月到三月，此時，蛤蜊的肉質肥厚美味。另有一說是，在女兒節時吃蛤蜊，據說可以招來「良緣」。

◎ 五個傳統節日也是除邪氣的重要日子 ◎

自古以來，日本人視奇數為陽的數字，而陽的數字代表著吉祥，古人認為陽的數字重複出現，容易轉動陰，因此月份日期剛好是同樣陽的數字的五個傳統節日，就是除邪氣的日子。

五個傳統節日

人日（1月1日）	是個特殊的日子。所以1月7日被視為除邪氣的日子，也就是七草節。
上巳（3月3日）	桃花節。
端午（5月5日）	菖蒲節。
七夕（7月7日）	笹的節。
重陽（9月9日）	菊花節。

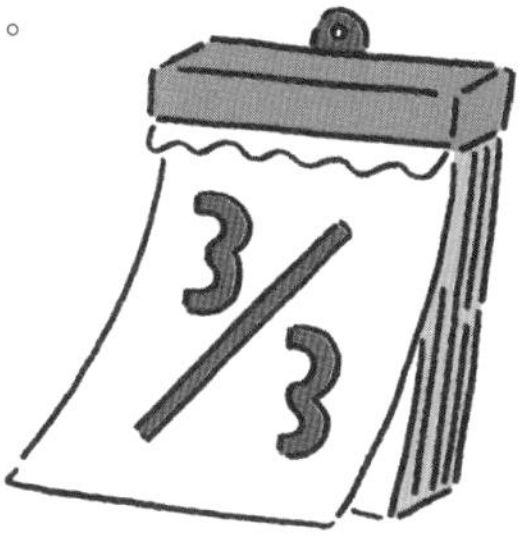

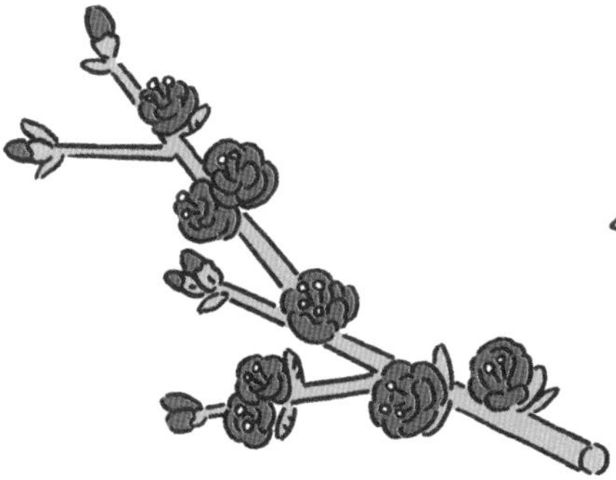

日本的女兒節也稱為桃花節（節供）。日本直到平安時代為止，桃都是花的代表，也就是說，古人喜歡桃花勝過櫻花。桃花在三月上旬絢麗綻放，因此三月三日就把桃花當做供品，做祭拜儀式。所謂的節供是指祭典時獻供的物品。

桃子一直都被視為是具有長壽象徵的水果，果肉甜美不在話下，春天正是適合吃桃仁的季節（桃仁是桃子的種子乾燥後製成的中藥材）。桃仁具有改善體內淤血的功效。

春分吃「性平」的食物為佳

東洋醫學說，**食物有「五性」，大致分為五種性質（性熱、性溫、性平、性涼、性寒）**。性平的食物是指，不會溫暖身體也不會使身體變冷的食物。適合一般人日常飲食攝取。春分時，多吃些性平的食物吧。

到了春分，春天也將進入後半段，立春之後，不斷攀升的肝能量也終於要漸趨安定。此時飲食以性平的食物為主，如果感覺身體偏冷，就加點性溫的食物。相反地，若是偏向燥熱等溫熱體質時，就吃一點性涼的食物。用食物來調節身體，讓身體處於「平」的狀態。這樣的做法跟秋分時相同。在春分與秋分時，白天與夜晚幾乎等長。而且此時也是陰陽調和的時期，最好讓身體保持陰陽平衡。

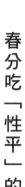

食物的五種性質

性質	對身體的作用	主要食物
性熱	溫暖身體、改善血液循環。可分解糖分，也有滋養身體的功效。另外還有停止因身體寒冷而導致下痢的效果。	辣椒、胡椒、蒜頭、山椒、肉桂、羊肉、酒類
性溫	與性熱食物有同樣的效果，但比較溫和。	雞豬牛的肝、紅棗、生薑（煮熟）、糯米、蔥、紫蘇、橘子、梅子、柚子、醋、靈芝、杏仁、納豆
性平	中庸。不會溫暖身體也不會使身體變冷，性質較不偏頗，適合經常食用。有緩和性熱與性寒食物強烈刺激的功效，適合拿來料理。不需要考量體質，因此即使身體虛弱也能安心食用。	牛肉、牛奶、蛋、蓮子、蜂蜜、玉米、高麗菜、胡蘿蔔、馬鈴薯、山藥、香菇、葡萄、李子、檸檬、黃豆、紅豆、菊花
性涼	在身體內的作用比性寒食物溫和。能改善身體燥熱、潮熱與微熱狀態並預防中暑。	大麥、栗米、蕎麥、竹筍、番茄、黃瓜、芹菜、波菜、綠豆、蘋果、水梨、烏龍茶、薏仁
性寒	具有降溫、解毒的效果。能促進排便、改善便祕。另外也有改善喉嚨痛、面部潮紅的功效。	鹽巴、白砂糖、苦瓜、西瓜、蓮藕、茄子、白蘿蔔、螃蟹、昆布、海帶芽、蜆仔、蛤蜊、香蕉、香瓜、哈密瓜

春

在花園裡蒔花弄草要全副武裝

三月，特別是從春分開始到四月是「百花齊放」、花開處處的時節。當花朵開始綻放，人們感受到春天的氣息後，自然會想往戶外走。

跟人類相同，蝴蝶、蜜蜂等昆蟲們此時也開始活躍，所以到戶外活動時要留意被蟲螫的風險。即使是日常到公園散步，只要發現昆蟲變多了，就要有所應對。在庭院裡蒔花弄草時，請務必穿著長靴、戴橡膠手套、穿著布料較厚的長袖長褲，盡量不要裸露肌膚。

一旦天氣變得暖和，前往戶外的機會就會增多，尤其是去登山或山中健走時，接觸各種昆蟲、植物等的機會大增，最好事先做好完善的準備再去。畢竟，肌膚狀況是女人最在乎的事之一。

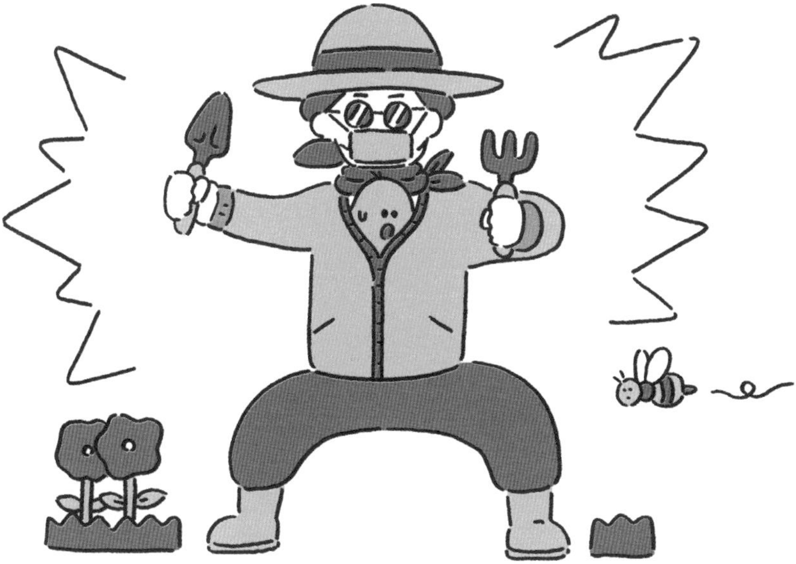

要特別小心春天的昆蟲。
要留意蜜蜂、跳蚤，尤其是胡蜂。

要是被有毒的昆蟲螫咬了，請盡可能及早就醫。如果遭蜂螫，一般人在情急之下會想徒手取出螫針，但請務必避免這麼做。總之，首先是要盡速就醫。另外，用嘴吸出毒液是極危險的，要有知識與經驗才能這麼做，千萬不要輕易嘗試。

如果被昆蟲螫咬後，除了疼痛，還會想吐、覺得冷，可能是出現過敏反應，嚴重時可能會休克。總之，一旦被蟲螫咬，請不要掉以輕心，要小心應對。

春

使用天然鹽與自然發酵的調味料

進入四月，五臟六腑的「心」就開始運作。因此，心臟、血管與腦部有患病風險的人，以及血液一下子就會往上衝到腦部的人，要特別留意不要攝取過多鹽分。

「心」的火能量燃燒過多時，「腎」的水能量會負責鎮住火。一旦鹽分攝取過多，會損及「腎」，此時，將會影響調整「心」的能量的功能。因此，此時期請留意不要攝取過多鹽分以免傷「腎」。實際上，四月已經是個會稍微流汗的季節。

自立春開始，養成補充水分的習慣，身體就能保有充足的水分，這個足夠的「水」，會重新調整人體的味覺，因此這個時節，一般應該會偏好清淡的食物。

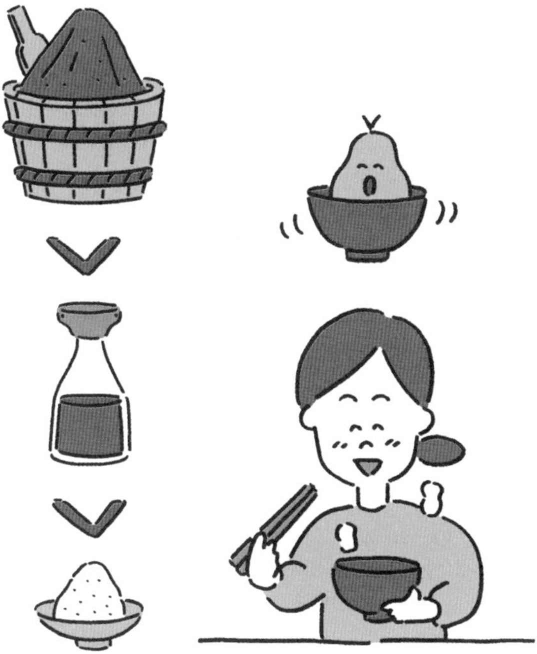

調味料建議選用天然鹽、自然發酵的醬油與味噌。
味道醇厚，一點點就夠。

天然鹽富含礦物質，醬油與味噌則含有酵母菌。如果擔心攝取過多鹽分，請以以下順序食用：味噌＞醬油＞天然鹽。味噌比天然鹽更美味，所以即使鹽分沒那麼高，味道也足夠。味噌與醬油等發酵食品能促進人體代謝機能，幫助消化。只要維持腸道健康，就能維持體態、常保年輕。

味噌湯是以味噌為底，所以除了味噌的健康效果，還有昆布鰹魚高湯的營養，是最強的健康食品。高湯含有豐富的胺基酸，喝來美味無比。不只是日本人，亞洲人都吃得出胺基酸的美味。因此，只要有高湯，就算減少鹽分，也能滿足味覺。請每天都喝用高湯熬煮的味噌湯吧。

春

這些養生法可以預防春天的風邪

東洋醫學將外部環境為身體所帶來的影響稱為「邪」。春天的風比較強，所以春天是「風邪」的季節。風邪有風吹動的性質，所以容易在頭臉部與身體上半部出現症狀，具體的症狀有頭痛、頭暈、流鼻水、鼻塞、喉嚨痛、臉部腫等。

預防春天的風邪，請實行前面提到的春天養生法。通常與「邪氣」相反者，我們稱為「正氣」，意思是，只要體內的陽氣充分運作，身體機能正常，肌肉與皮膚具有足夠的防護力，那麼即使風邪再強大也無法影響身體。為了增強陽的能量，一定要進行春天的養生。主要的風邪是流行性感冒，所以請常洗手以預防流感。另外，在這個時節戴口罩也很有用，當然也要盡量避免到人多的地方。

◎ 東洋醫學中有六個「邪」 ◎

除了風邪，身體受寒是「寒邪」；太熱是「暑邪」；體內濕氣過多是「濕邪」；過於乾燥是「燥邪」；邪氣被加熱，呈現出症狀來則是「火邪」。這六個邪氣會交相混雜使身體產生不適。

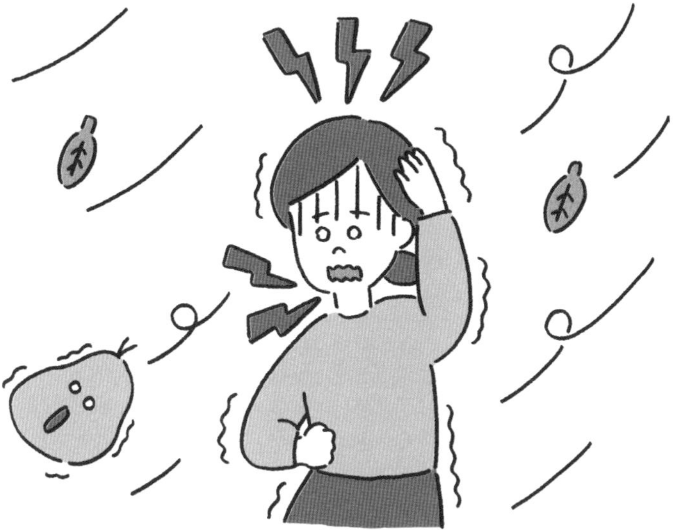

風邪與其他邪氣交互作用時會引起各種各樣的疾病。自立春到春分這段期間，因為風吹而使人感到寒冷，風邪加上寒邪所呈現的症狀就是「風寒」。一般是「流鼻水或鼻子的症狀加上寒氣」。最極端的是，風邪加上「火邪」的「風熱」，會出現的症狀是「流鼻水或鼻子的症狀加上身體發高熱」。「風・寒・濕邪」這三者的界限非常模糊，有時候會出現肌肉緊繃的症狀。如果水分滯留體內，就會出現咳嗽症狀。

春

開始預防夏天的虛冷症

只要按部就班地實踐春天的養生法，夏天的虛冷症就不會發作。**春天是要提昇陽氣的時期**。此時，若是讓身體變冷，沒有留意養生，到了夏天，陽氣嚴重不足，身體就無法暖和起來。

夏天也有虛冷症的人更要把握「春天」，花點時間，走入大自然中，多曬太陽。到了夏天，手腳仍舊冰冷，尤其是腹部感覺寒冷的人，請務必實踐春季養生法。

雖然說溫暖的地方比較好，但我並不建議大家到熱帶南方島嶼去養生。因為**熱帶國家的飲食大多是讓身體變冷的飲食**。清熱去暑的食物如果吃得太多，身體容易變得虛冷。我認為，能充分體會季節轉變的生活，才是最強的養生法。

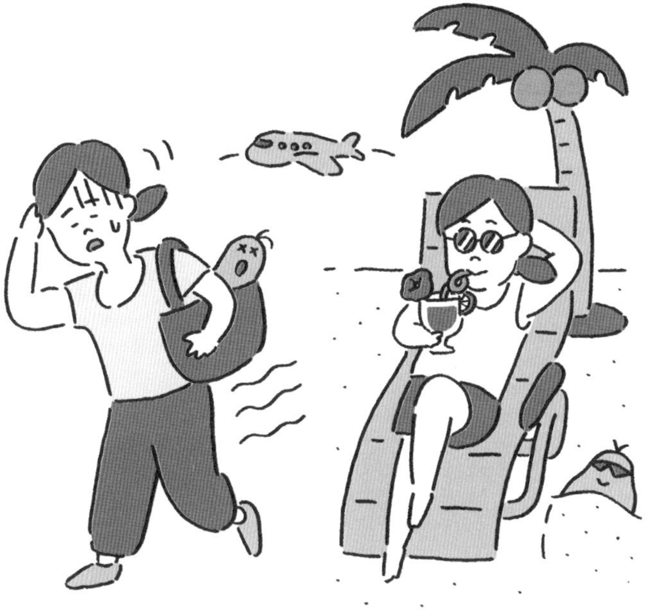

**去到南方國度，身體的食慾與味覺
也會自動調整為適應熱帶地區的模式。
如此一來，不但會影響體質，也會讓身體變寒。**

熱帶地區的食物多有冷卻身體的功效。鳳梨、芒果、香蕉等熱帶水果最具代表性。所有熱帶城市消暑的方式都差不多。人們一出門就馬上去吃芒果刨冰或是冰冷的冰沙，除此之外，什麼也不想吃。

即使不去南國而是去歐美，我們的身體也會受影響。因為歐美人的體質跟東方人體質本來就有差異。歐美人自古就偏好肉食，因此體格充滿肌肉，也比東方人陽氣更足。如果日本人到歐美生活，不論是飲食、穿著或是生活也都會轉變成適合陽性體質的生活。由於日本女性多屬陰性體質，一旦到歐美生活，身體也容易出現虛冷症狀。

第2章　夏季的養生

——五、六、七月

夏季美在繁榮蓬勃，

萬物欣欣向榮，

是適合生長（成長）的季節。

夏季，陰陽之氣會頻繁交流，
因此，
植物會開花結果。
人類的陽性能量在此時會大爆發。
請好好享受夏天的熱與充足的陽光，
散發飽足的生命力。
揮灑汗水，
讓體內的廢物與毒素暢快地流出，
如此，身心就會舒暢。

夏

立夏請喝新茶

在中國，立夏時分人們會喝茶，這是養生的基本。立春後的八十八夜*時，夏天也近了，這時候摘採的茶葉是一年中最珍貴的茶葉。在日本，此時是新茶的季節。一般立春後的八十八夜大約是在五月一到三日，離立夏只有幾天而已。

茶葉中，**新芽最具有生命力**。請務必將這樣的能量納入體內。新芽的茶葉一般帶有溫醇的甜味與苦味，**自古就被視為能滋養「心」，具有穩定血壓與安定心神的效果**。實際上，喝茶可以增加人體的好膽固醇，預防動脈硬化。另外，綠茶含有多酚與兒茶素，能預防食物中毒與癌症。

夏天是個容易發生食物中毒的季節，請多喝綠茶吧。

*註：八十八夜是所謂的雜節之一，雜節意指二十四節氣以外，季節變化的某特定日期的總稱。而八十八夜是從立春算起的第八十八天，約是五月二日。

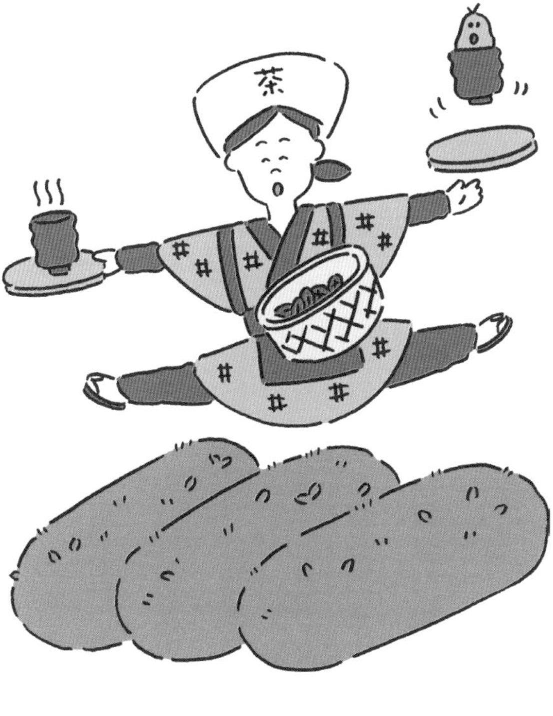

天氣越是炎熱越需要喝溫熱茶飲，
好好養護「心腎」。

暑熱的季節中，需要冷卻身體的熱時，腎會頻繁運作。為了不帶給腎太大的負擔，暖腎能讓腎達到最大功用。這點很重要。
暖腎的做法有，用熱毛巾敷腰背後方（將濕毛巾放入微波爐加熱，作法請參考第139頁），或是喝溫熱飲料。如果只是單純要補腎，喝熱開水就行，但是暑熱季節也會為心帶來負擔，帶苦味的熱茶就能暖心也暖腎。熱茶能滋養我們的生命力。三杯綠茶含有的維生素C量等同於一顆蘋果，也具有美膚效果。

夏

百分百純棉寢具

夏天比其他季節還要可以熬夜。雖說如此，還是希望各位**最晚十一點就要就寢**。早上最好要早起。若是天一亮就起床，時間會非常早，**六點左右起床是最佳的**。

暑熱難眠的夏夜，請慎重選擇寢具。我建議可以選用吸汗力佳的純棉素材。使用細柔的棉線與百分百棉的素材，就能擁有舒適的睡眠時光。

另外，內衣褲也要用純棉的。夏天時一定會流汗，請選擇穿著吸汗力強的衣著。尤其有過敏性皮膚炎或是汗疹、容易被蚊蟲叮咬、肌膚敏感容易搔癢的人，請務必選擇純棉、細緻的內衣褲。最適宜的服裝就是嬰兒的棉柔服裝。要記得，**夏天的養生就在睡眠**。

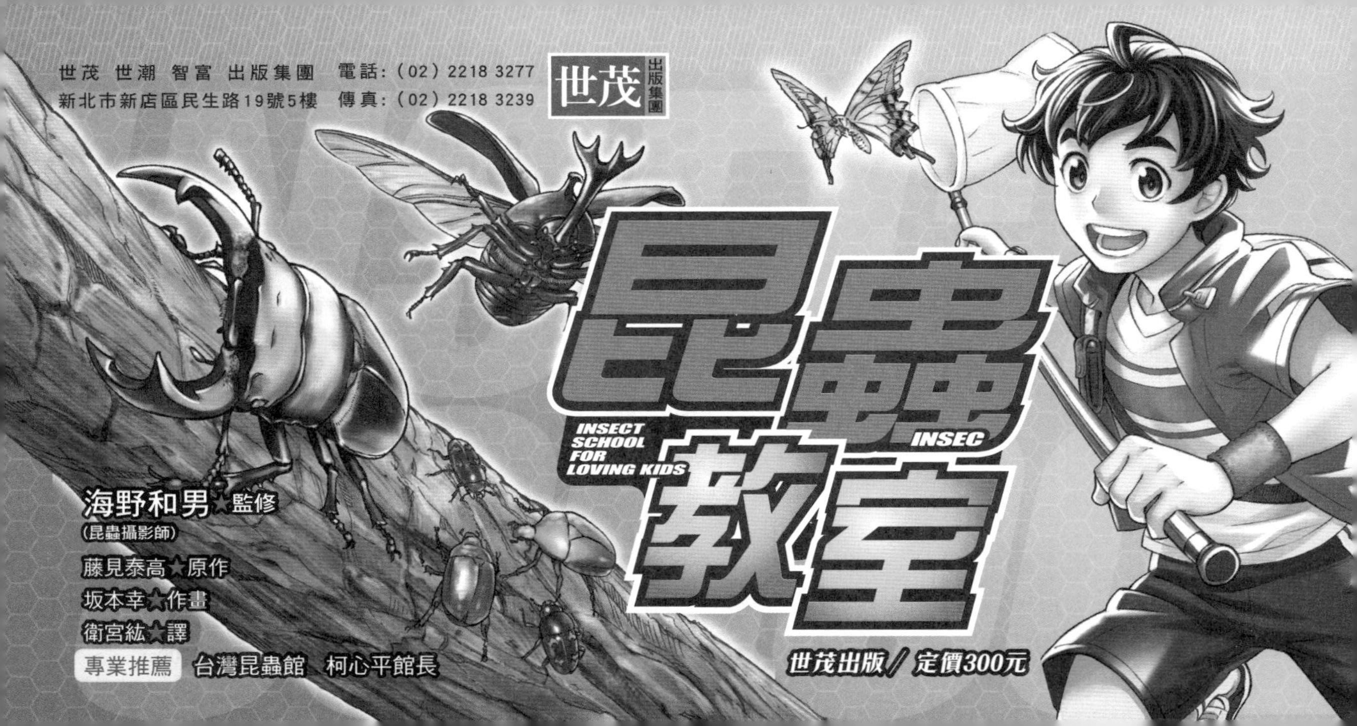
世茂 世潮 智富 出版集團 電話：(02) 2218 3277
新北市新店區民生路19號5樓 傳真：(02) 2218 3239
世茂 出版集團
昆蟲教室
INSECT SCHOOL FOR LOVING KIDS
INSEC
海野和男★監修
(昆蟲攝影師)
藤見泰高★原作
坂本幸★作畫
衛宮紘★譯
專業推薦 台灣昆蟲館 柯心平館長
世茂出版／定價300元

這樣做
睡好覺

善用冷氣機

準備就寢前，先打開冷氣。睡覺時，把冷氣轉成除濕模式，並將溫度設定在二十七度以上。記得要設定成安眠模式。

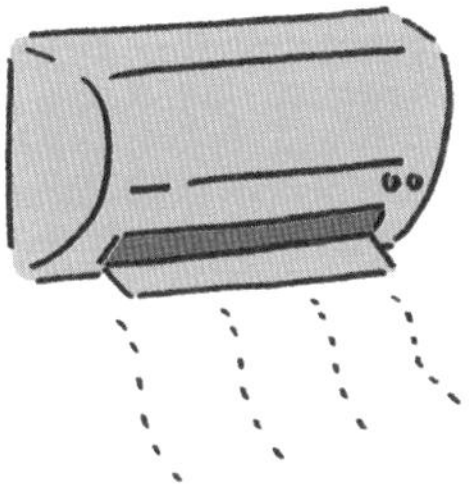

選擇100%棉的寢具與內衣褲

純棉產品的價格一定比其他化纖產品高上一些。但純棉產品不但柔軟有彈性，觸感又舒適，所以我極力推薦。人的睡眠時間占人生整體的三分之一，再者，人體對於癢的感覺比痛的感覺還要難以忍耐，尤其是內衣褲幾乎二十四小時與身體緊密接觸，所以，請一定要選擇品質好的產品。

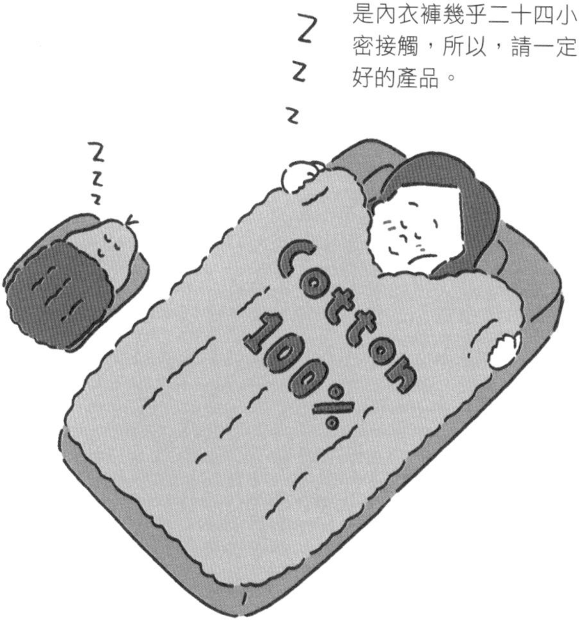

夏

吹冷氣要注意「關節」保暖

冷氣讓人感到舒適，卻也有過冷的缺點。家中雖能自由調整溫度，工作場所或是外出購物的店家、電影院、餐廳、公車捷運等大眾交通工具上卻無法調整。如果持續吹冷風，有時身體會出現異常症狀。

此時的因應對策是不要露出「頸部」「手腕」與「腳踝」。頸部請圍上薄圍巾、穿著有領子的上衣、包裹好胸口；腳踝部分請穿上襪子，怕冷的人可以包覆住膝蓋。**人體關節難以抵擋寒氣**，所以請準備一件長到手腕的長袖上衣，盡量不要讓冷風吹到這些部位。喉嚨氣管較弱的人，建議戴口罩。神經痛、有手腳發麻困擾的人，若直接吹到冷氣，症狀可能加重，因此即使是炎熱夏天，也請準備一條薄布巾蓋住膝蓋。夏天時，請採取適合自己的冷氣對策，不要讓身體冷到。

全身「關節」保暖措施

剛洗好頭髮時，頸部會變冷，是罹患感冒的原因之一，有時也會成為慢性肩頸痛與落枕的原因。東洋醫學稱此為「頸風（頸部風邪）」。所以請務必在洗髮後吹乾頭髮。

請以圍巾保暖肩頸部。在冷氣很強的場所中工作的人，請準備登山用的保暖防寒衣物。

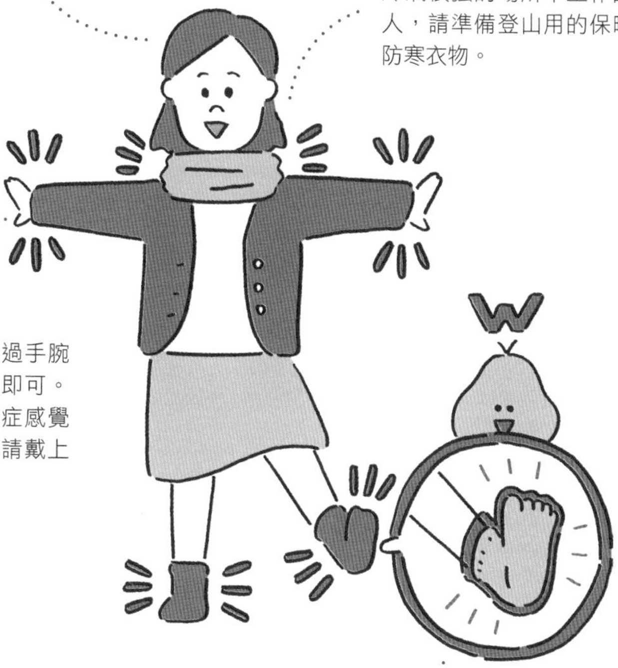

只要穿著長過手腕的長袖衣服即可。如果因虛冷症感覺雙手冰冷，請戴上手套。

請穿著襪子或是套上小腿套。平日穿著五指襪，然後再套一雙襪子。有虛冷症的人，襪子長度可稍長。

夏

夏天也要泡澡

夏天時，多數人都選擇沖澡，但泡澡是維持健康的基本，所以請一定要泡澡。因為吹冷氣而導致身體變冷、循環變差的人增加了。在夏天泡澡，可以縮短泡澡時間，熱水溫度維持微熱的四十二度就好。泡澡的溫度與時間長短，每個人各有不同，請依個人情況為準，好好泡澡，放鬆身體。

在家中，**我推薦「鹽浴」**。也就是準備十到四十克的鹽巴放入裝有熱水的浴缸中泡澡。夏天時，肌膚容易出狀況，細菌也容易繁殖，鹽浴可以**有效抗菌，使皮膚會光滑柔嫩**。如果陰部會搔癢，泡泡鹽浴也有舒緩效果。

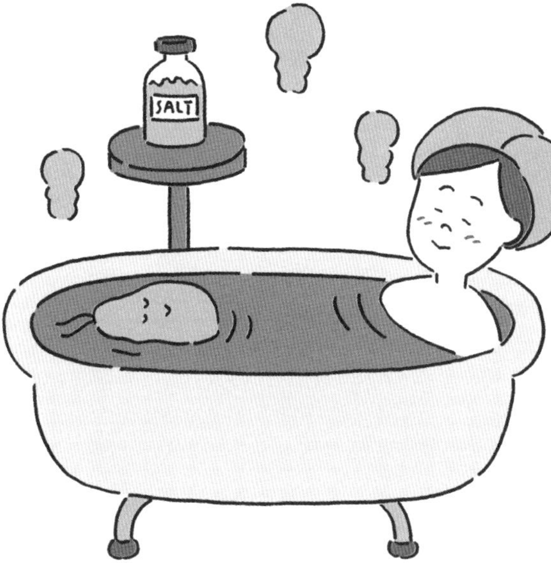

夏天，我推薦鹽浴。
在放有熱水的浴缸內加入鹽巴即可。

初次嘗試鹽浴的人，我建議一開始先加入10克的鹽巴。如果泡完澡沒有任何不適，下次可以再多加10克的鹽巴，一次一次邊觀察身體反應邊增加鹽巴量，最多只能到加40克。

假設浴缸裡的熱水量是140公升到180公升，則水中的鹽分濃度不足1%。海水的鹽分濃度超過3%，是1公升對30克，所以鹽浴的鹽分濃度比海水要稀薄許多。即使如此，對身體也很有功效。藉由鹽分的發汗作用，體內廢物與毒素會隨著汗水排出。

夏

好好運動，鍛鍊肌肉

夏天（五到七月）是最適合運動的季節。讓我們藉由運動，好好強壯體魄吧。**肌肉形成所需要的能量是脂肪的三倍**，長出肌肉的身體是**燃燒型的身體**，對維持身材也很有幫助。

除了上述的優點，夏天運動還有以下好處。

消化系統會趨於穩定。食慾增加後，排便順暢，身體會越來越健壯。

呼吸系統運作良好，新陳代謝機能就會提高。

加強「心」與血管的功能，增加心臟血流量。血液因而變得清澈，循環狀況也變好，並因此減低心臟的負擔。

骨頭變得強壯、肌肉與韌帶彈性增加，身體變更靈活。

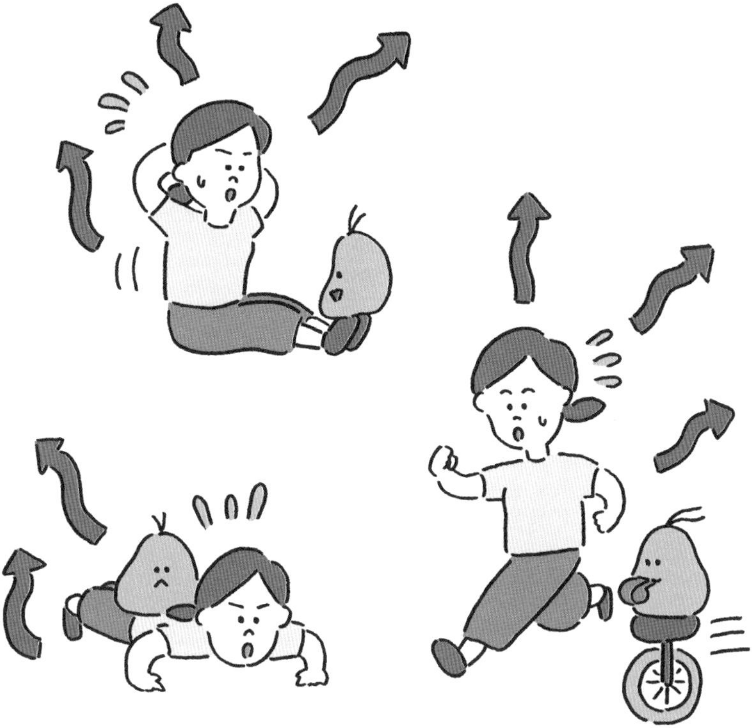

運動可以鍛鍊肌肉，使身體成為燃燒型身體，
讓體內的熱能發散出去。

夏天是體內容易積熱的季節，此時更需要透過運動排汗，讓體內的熱得以發散。如此一來，體溫就不會過度升高，能舒適生活。
夏天容易中暑，即使待在室內，若持續悶熱而不做任何因應，就會提高中暑的風險。所以就算是在家，也要有萬全的抗暑對策。

夏天時，一旦感覺疲倦，體溫調節功能就會降低，身體會開始發熱。夏天的風邪與冬天的風邪不同，如果能夠動動身體、流流汗，有時也能消解體熱。當然，如果感覺身體虛弱、發熱或是有脫水症狀時，請不要試圖做運動，而要趕緊就醫。

夏

鍛鍊側腰，準備好夏天的身體

夏天的穿著多是展露身體線條的服裝，有不少人總想著能再瘦一點。因為如果有腰身，就能展現女性的線條美。

事實上，腰身的線條與女性荷爾蒙關係密切，而**富含大豆異黃酮的豆腐與豆漿就能發揮極大效用。其他如西瓜、黃瓜、番茄等蔬果也可以當作點心來食用**（虛冷症患者禁用）。

另外，減掉一些體重會比較有效。前面已經提過，減重時的飲食比例要採取五：三：二的比例。如果從春天起就採取「五：三：二飲食」，相信一到夏天，應該就可看出減肥的效果。就算夏天才打算開始減重，也為時不晚，只要立刻實行就行。最佳時刻就是從五月開始。

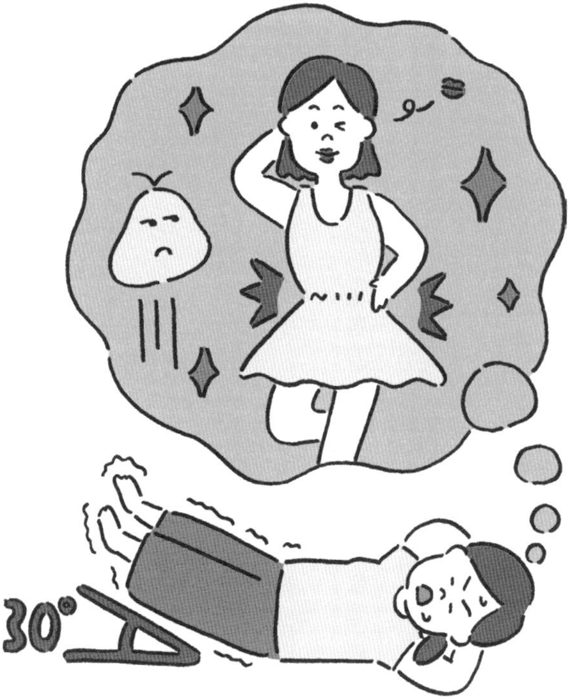

腰身鍛鍊法

前凸後翹要靠肌肉的緊實來決定

來做做提腿練腹肌運動。
側躺向一邊，雙腳抬離地面約30度，保持不動約30秒。還可以保持更長時間的人請維持這個動作1分鐘或1分30秒。最多直到能維持3鐘為止。每天都要做一次。如果只能維持極短時間，分次做完也行，比如說，改為每次停留10秒，做5次。或是1分鐘做3到10次也可以。

側腰線要這樣鍛鍊

多喝富含女性荷爾蒙的紅棗與玫瑰茶、針對三陰交穴與足三里穴做艾灸都有不錯的效果。減少晚餐分量，如果晚餐後覺得餓，建議吃些夏天的蔬菜。夏季飲食生活的基本要點是口味清淡，記得偶爾也要吃點苦味的食物。

夏

善用甜菜根糖與黑糖

即使同是砂糖，原料來源不同，為身體帶來的效果也不同。黑糖的主原料是甘蔗。**甘蔗多產於沖繩等炎熱地區，有冷卻身體的性質。**對於身體發熱的人或是兒童與男性的體熱，甘蔗有降溫效果。黑糖富含礦物質，是種健康食品，所以請善加利用。另外，**甜菜根出產於北海道等寒冷地區，有溫暖身體的效果。**因此，若是虛冷症嚴重的人，不論夏天還是冬天，都建議食用甜菜根糖。

甜菜根糖有獨特柔和的甜味，若拿來當成蛋糕材料，成品會呈現茶色，味道也和白砂糖與精緻砂糖截然不同。甜菜根糖所做的蛋糕香味獨具，有不少人一試成主顧。

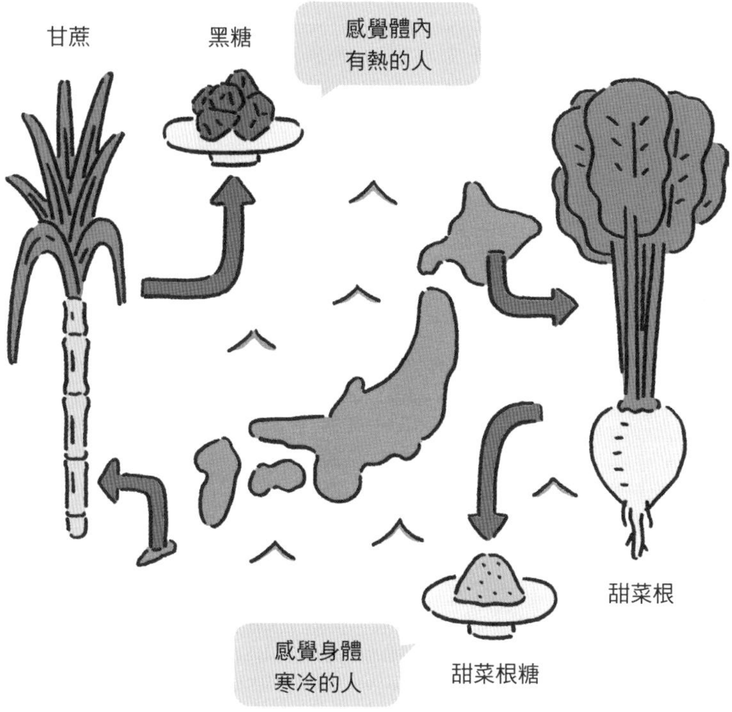
甘蔗
黑糖
感覺體內
有熱的人
甜菜根
感覺身體
寒冷的人
甜菜根糖

在麥茶裡加糖
也是對抗夏天暑熱的養生法。

以前，日本有不少媽媽會在夏天準備一壺加了糖的麥茶，為孩子們留下溫暖的回憶。雖然多吃糖可能會造成肥胖，但在暑熱的夏天中，沒有食慾時，喝點加糖的麥茶是非常好的養生法。請把麥茶當作藥，一天喝一杯吧。

選擇糖時，請使用甜菜根糖與黑糖。白糖或精緻糖的製作過程中，維生素與礦物質流失殆盡，因此進入人體後，消化過程需要從人體釋出維生素、礦物質與鈣質，可能造成骨質疏鬆症。另外，日本的三溫糖與黑糖同為咖啡色，常被誤以為是同類的糖，但事實上，三溫糖是一種精製糖，與白糖相同。

夏

吃點魚腥草

魚腥草有解毒與調整心臟機能的功效，是非常適合夏天的植物。在中國，甚至將魚腥草視為與高麗人參同為高價值的珍貴蔬菜，並且多以生菜沙拉的方式生食。反觀日本則是將魚腥草視為雜草般捨棄，不只如此，由於魚腥草本身有股獨特的臭味，更是被視為「生人勿近」的象徵，引人嫌棄。

然而，在日本江戶時代的本草學者貝原益軒所著作的《大和本草》一書中，有以下的記述「我國的馬醫將魚腥草用於治療馬匹，它有十種藥物的療效，因而被稱為十藥。」**魚腥草做為療治百病的藥草，自古就受到日本人的愛用。**將魚腥草乾燥，沖泡成魚腥草茶來飲用，應屬最廣受歡迎的方法。

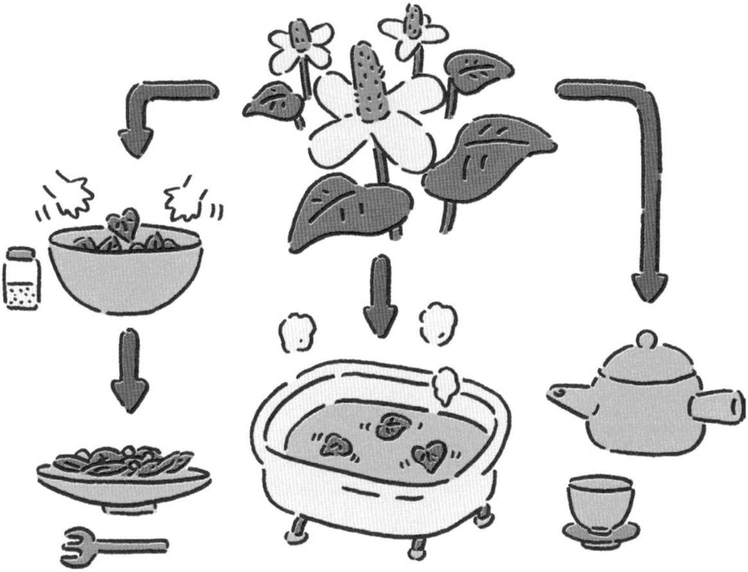

具有舒緩高血壓、腰痛、虛冷症等效果。
將魚腥草泡茶或是拿來泡澡吧。

魚腥草可以預防高血壓。將10~20克陰乾的魚腥草煎煮後，每天代替茶飲用，不但可以預防狹心症及動脈硬化，也能預防腦溢血發生。如果想要摘取魚腥草做成茶葉，適合採摘的時期是在魚腥草開花前。除了高血壓，魚腥草用於緩解痔瘡、便祕、白癬、外陰潰瘍、皮膚腫脹發炎、感冒、鼻竇炎、虛冷症都有效。另外，泡澡時加入魚腥草有助改善腰痛。使用時，可用乾燥或是新鮮的魚腥草，所以泡澡時請加入魚腥草草葉試試看吧。生食魚腥草的季節約是每年的5月左右，開花前葉片最為柔軟，澀味也最少。料理時，請先用鹽巴搓揉葉片30分鐘以去掉澀味，再用水充分洗淨。上菜時只要淋上喜歡的醬汁即可食用。

夏

夏至要避免邪氣入侵，安靜度日為上

夏至約在每年的六月二十一日前後，是一年裡白天最長的一天，也是陽到最顛峰，陰的能量即將翻轉而上的時候。在重要的夏至這一天，請盡可能安靜度過。或許不容易，但是夏至是陰（＝靜）的能量啟動之時，此時安靜度過秋冬就能過得舒爽。

夏至的當令食材是冬瓜。冬瓜是瓜科植物，一般會長到約五公斤重，最多長到十公斤左右。冬瓜主要成分是水分，熱量低，因此是適合愛美女性的食材。做為中藥，冬瓜具有緩和燥熱身體的功效。實際上冬瓜也含有大量的鉀，能改善肢體的水腫。另外，對於預防高血壓、心肌梗塞、腦梗塞與動脈硬化也極具效果。

低熱量的冬瓜是健康食材

冬瓜料理法

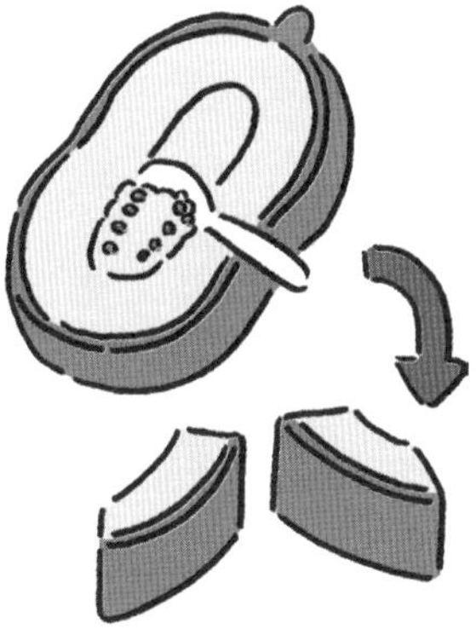

1 將冬瓜剖半，用湯匙取出裡面的種子與囊，切成適當大小。

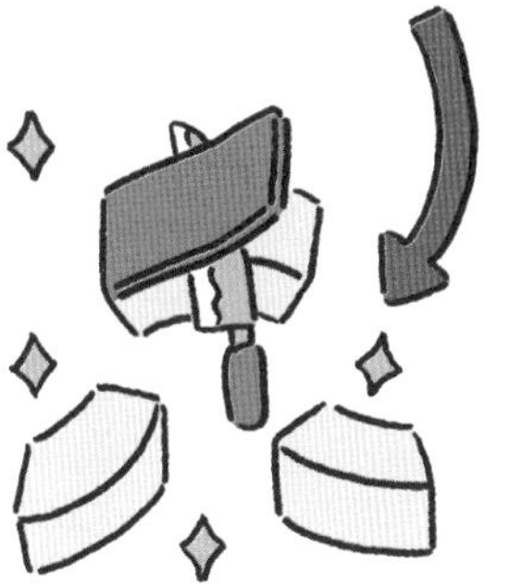

2 用刀子小心去皮。如果想要吃起來口感柔順，請切去較厚的皮。如果只切去薄皮，可以看到皮與肉之間的透明綠色果肉，很美。

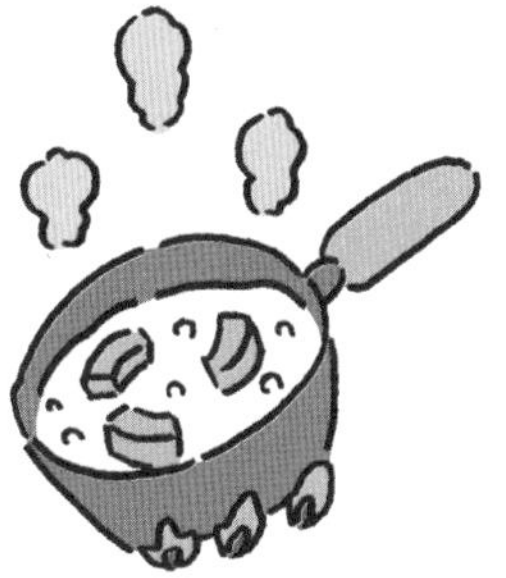

3 透明綠白色果肉部分較為堅硬，所以請在滾水中煮約4到5分鐘，這樣比較入味。

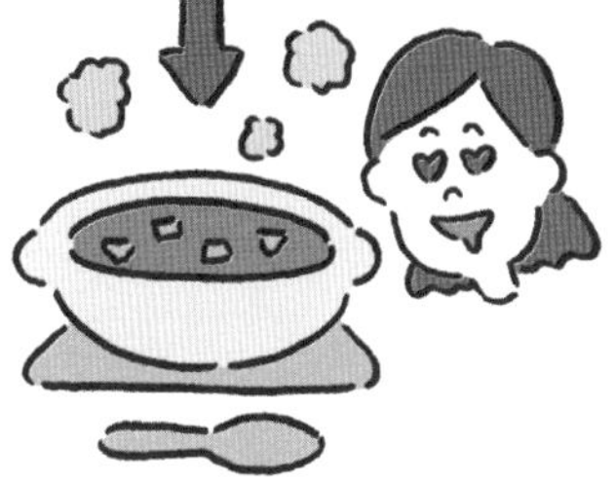

4 冬瓜加熱會變軟，所以重點在於拿來滷或是煮湯時，用高湯或是醬油來煮會更入味。如果能再加點豬肉或是蝦子，湯的鮮味將會更濃郁。

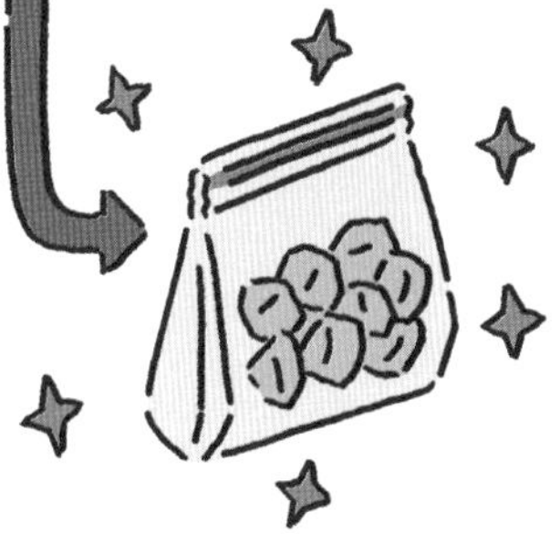

※剩下沒煮完的冬瓜可以放入冷凍庫。請把切成塊的冬瓜放入保鮮袋中，放入冷凍庫保存。下次想煮時，從冰箱取出後即可使用。據說，冬瓜即使經過冷凍，也不會影響維生素C或鉀等的營養成分。

西瓜請連皮一起吃

西瓜雖性寒卻也是養腎的水果，最適合夏天食用。腎是調節身體熱氣的代表性臟腑。越是炎熱的夏天，越需要腎幫忙冷卻身體，因此，夏天來到中段進入後段的七、八月時，腎已經顯出疲累。除卻虛冷體質的人，此時可以每餐都吃西瓜也無妨。西瓜有強力的利尿作用，所以被視為是「天然的白虎湯（冷卻體熱的代表方劑）」。

那麼，虛冷症的人有什麼樣的症狀呢？首先，請觸摸自己的腹部看看。從肚臍以下、肚臍周圍、肚臍兩邊、肚臍上方，感覺這些範圍比較冷就是有虛冷症。另外，即使不觸摸腹部也覺得冷時，或是身體的某個部位感覺冷時，都算是虛冷症。腹部感到冷的人請節制吃西瓜的量。

請連西瓜皮一起吃

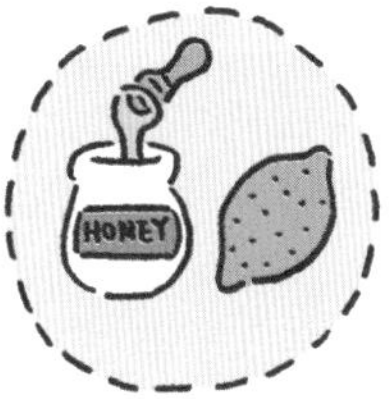

蜂蜜檸檬漬西瓜 將蜂蜜與檸檬汁放入塑膠袋中混合均勻。

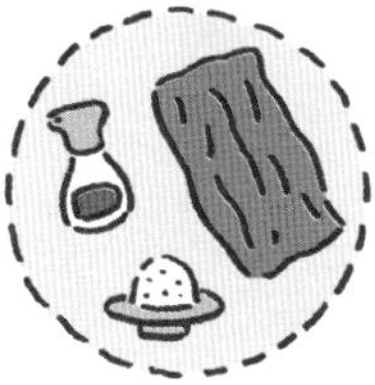

鹽、醬油、昆布漬　將鹽巴、醬油、昆布一起放入塑膠袋中混合均勻。

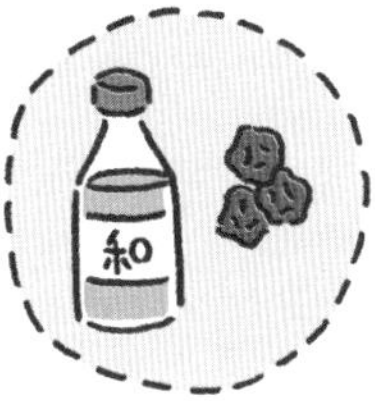

拌梅子　將日本梅干放入塑膠袋中拍打，再加入和風醬汁。

吃完西瓜的紅色果肉，開始製作

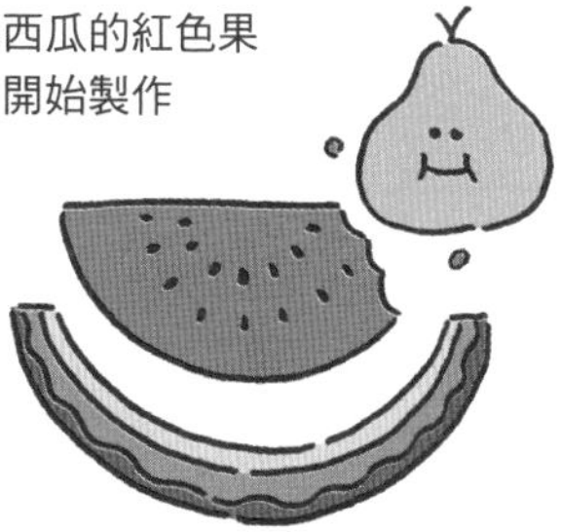

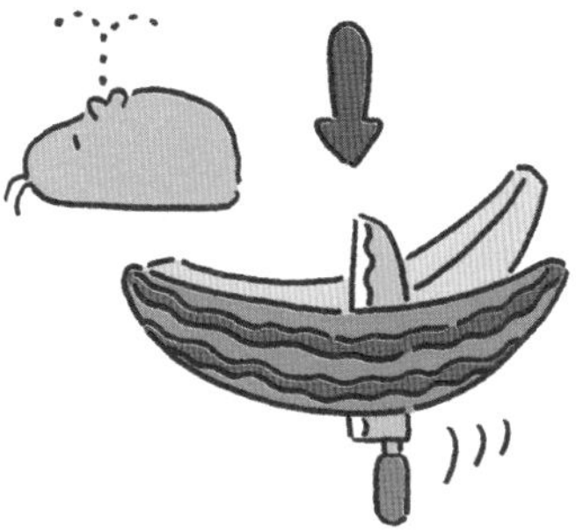

1 切掉西瓜皮最外層的綠色部分。

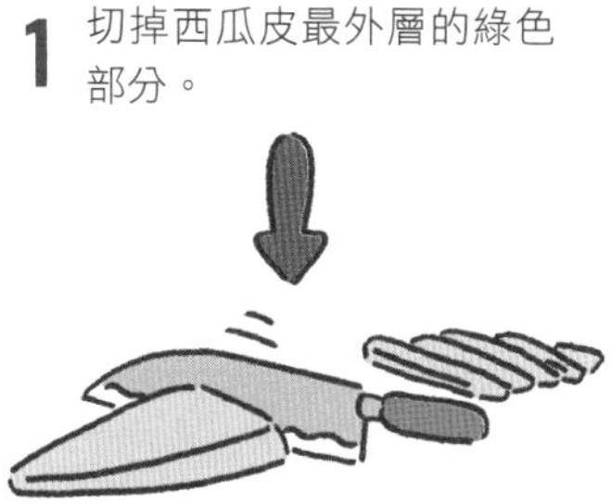

2 剩下淺綠色還連著些許紅色果肉的部分，切成一口大小，灑上鹽，放置二十分鐘，然後用水洗淨，把水瀝乾。

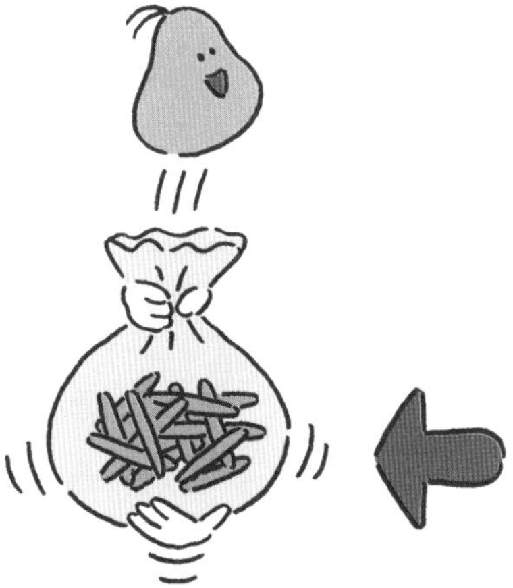

3 將切塊的西瓜淺綠色果肉放入裝有喜好醬汁的塑膠袋中搓揉，排出空氣後，放置半天左右。成品請於兩三天內食用完畢。

夏

室內的防蟲對策

夏天時，飛入室內的昆蟲增多，此時高溫濕熱，也是跳蚤的繁殖期。因此，**夏天的室內防蟲對策很重要**。其中，可以馬上進行的是曝曬。將床單、枕頭、棉被拿到室外曝曬晾乾，如此，這些東西就不會成為跳蚤繁殖的溫床，因為陽光具有防菌效果。但是曝曬時，要留意不要因此又從室外將跳蚤帶回室內。所以曝曬完畢後，請先用工具用力拍打，拍掉可能沾附的跳蚤。另外，切記曝曬時請遠離花園庭院。

如果你家是只要把棉被、床單、枕頭拿出戶外就會引蟲入室的環境，只好忍痛不要將家裡的物品拿出戶外曝曬，以免把會叮咬人的昆蟲帶回家中。如果真的非得要曝曬，請準備好自製的防蟲噴霧。

精油防蟲噴霧製作方法

◎材料

芳香精油（1滴約0.05ml以下）

- 檸檬草…7滴
- 天竺葵…2滴
- 薰衣草…1滴

酒精（無水乙醇）…3ml

水（精製水或是礦泉水）…50ml

※精製水可在藥局購得。

噴霧容器

※選用玻璃製品較能長久保存。如果使用塑膠容器保存成品，請盡早用畢。

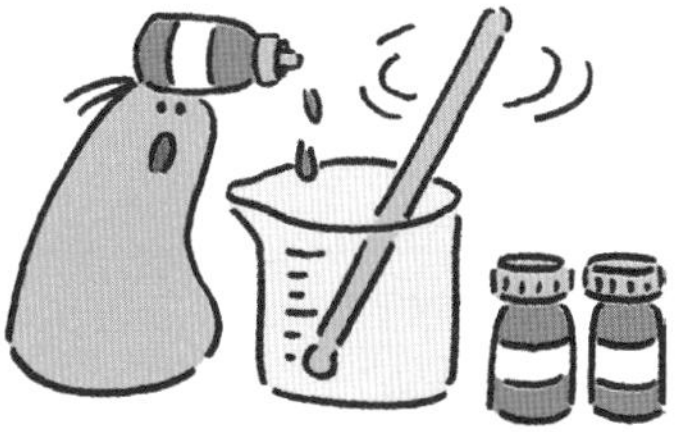

1 將酒精倒入玻璃燒杯，一滴滴加入芳香精油，再用玻璃棒攪拌均勻。

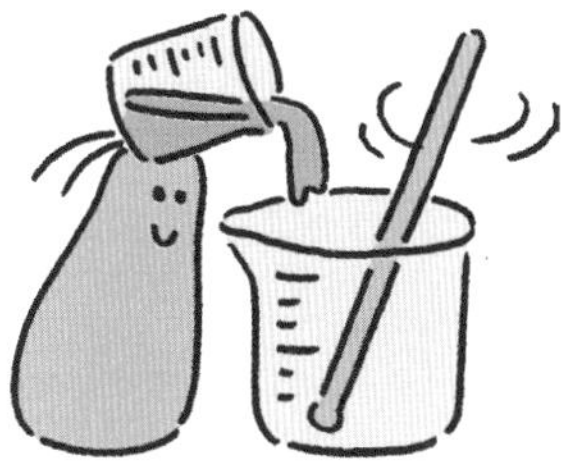

2 將水加入**1**中，再用玻璃棒攪拌。

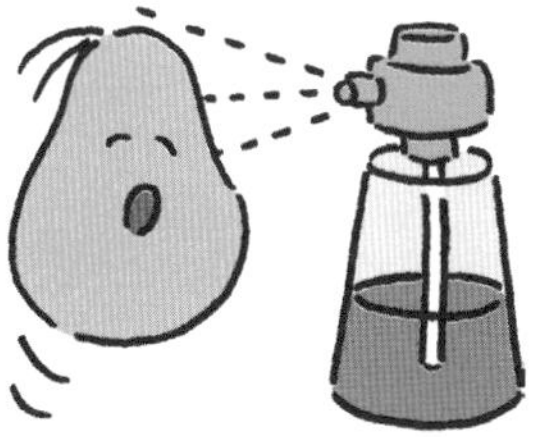

3 將調好的溶液倒入噴霧容器中即完成。只要將溶液噴在肌膚或是衣服上，就能夠避免蚊蟲近身。

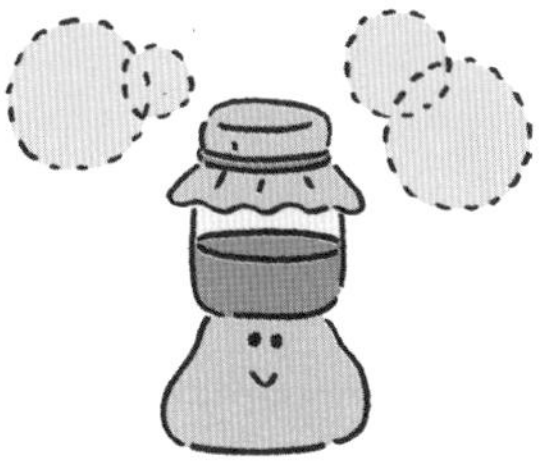

4 將剩餘的溶液裝入玻璃瓶中，用布蓋住容器口，以橡皮圈封緊。精油會從容器口飄出，可做為室內專用的防蟲瓶。

刺青會讓身體變寒

東洋醫學認為，**皮膚藉由氣運行全身，調節毛細孔的開合，使人流汗以調節體溫**。為了使病邪不入侵身體，皮膚有守衛體表的功能。然而，當我們在皮膚上刺青，就破壞了體表的平衡，提高身體變得虛冷、感染風邪與各種感染症的可能性。

另外，隨著年齡增長，身體自然會轉為較陰的體質，容易感到寒冷、也容易感到肢體僵硬，若在身上刺青，病邪容易進入體內。想要保持健康，最好不要刺青。

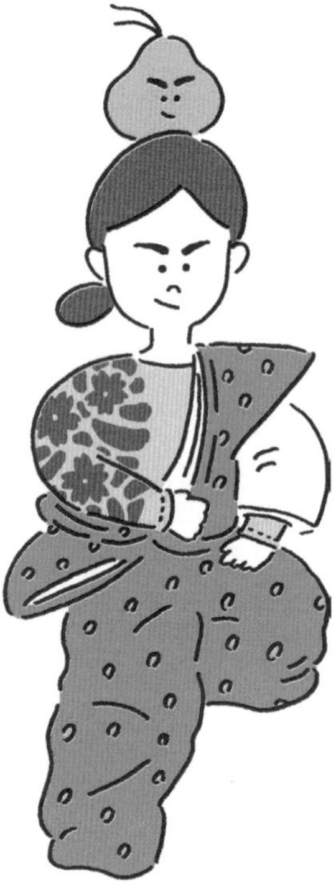

以熱制熱

當事物的發展達到頂峰，通常會突然轉變成與原本性質完全相反的性質，這就稱為陰陽轉化。讓我們運用這個陰陽的性質（物極必反、熱極必涼），涼爽度過夏天。

①用熱毛巾摩擦全身。秋冬時可以只用乾毛巾進行，但夏天時要改用熱毛巾摩擦全身。這麼做不但可以把身體的汗擦拭乾淨，也會感到很舒爽。

②若沖熱水澡，皮膚會感到熱並試圖冷卻身體，所以沖澡無法從內部溫熱起身體，反而會使身體更冷。

③用熱水洗腳。身體的熱多集中在腳部，這麼做可以除去身體的熱。

④身體會因為流汗而流失水分。喝熱茶不僅可以補充水分，還能讓血管舒張。另外，苦味有鎮熱的效果。

夏

用當季蔬菜平衡「火」與「水」

除了前面提到的「陰陽轉化作戰」，「陰陽平衡作戰」也是用來平安度過暑熱的方法。夏天是「火」的季節，「火」很旺盛，所以相對地與「水」的平衡就很重要。

首先，讓我們好好來補補「腎」，因為水的代表就是腎。

其次，多吃含水量多的蔬菜與水果來鎮住熱的源頭「火」的能量。氣溫一高，身體就會流汗，身體會流失水分與礦物質，此時最好吃蔬菜與水果來補充水分。

具體來說，首推黃瓜、茄子、苦瓜、番茄、萵苣、西瓜、香瓜、葡萄柚等柑橘類水果。另外，綠奶昔（精力湯）也是適合夏天的健康法。在八月七日立秋來臨前，請務必記得喝這種「夏季限定奶昔」享受清爽滋味。

冬病夏治

夏季最該好好做的一件事就是趁機祛除體內的寒氣。**只要把握這個時節，好好祛除身體的寒氣，冬天就不會因為身體的寒氣而生病了**。也就是說，只要在夏天好好將陽的能量補強到最大，就能健康度過未來的一年。

相反地，**如果在夏天掉以輕心，反而會讓身體變得虛弱**。夏天是陽氣強盛、得天獨厚的季節。如果在這個明明是「陽」的季節感到身體不舒服，很有可能就是「陽虛」的症狀。陽虛的人通常身體基底是「氣虛」，而氣虛的人通常都有慢性疲勞的症狀。因應之道就在於持續實踐基本的養生方法。另外，請以「五：三：二飲食法」為基礎，每天好好吃早餐。「飲食」會成為人體氣的能量，請從早晨就好好補足氣，找回身體的健康。

P86 炎熱對策 健康管理
P87 虛冷 慢性疲勞

第五個季節「土」的養生

各位知道，在東洋醫學中還有一種「土」這個季節嗎？

它**與春夏秋冬四季不同，是第五個季節，由「長夏」與「土用」而來**。

長夏一般是指，約在芒種（六月六日左右）後的十號起到九月中旬為止的「高溫多濕雨季」。如果是在日本本州，則是指梅雨（到六、七月梅雨結束）以及八月之後的颱風等雨季就是長夏。再則，土用是指季節交替（立春、立夏、立秋、立冬）的前十八天左右。

也就是說，**土的季節與普通的四季不同，是分散於一年之中的**。不熟悉東洋思想的人，或許難以掌握土的季節。但是，東洋醫學中，確實有屬於這個「土」的季節養生法。接下來要為各位詳細介紹。

「長夏」與「土用」是「不勉強」的暗號

東洋哲學中，四季各依性質不同分為「木」的季節（春）、「火」的季節（夏）、「金」的季節（秋）、「水」的季節（冬）等。（請參考第二四六頁與第二四七頁）

土的季節的意象分為正中與邊界線。土之中蘊藏著破壞與創造的超強力量。因著這強大的力量，在這個季節中，較容易排出藏匿於體內的不適，只要好好安穩度過土的季節就能擁有一整年的健康。不論是工作還是家庭，讓我們用「不勉強」的心態好好度過。

「五行」在人體中也有相同的位置關係圖

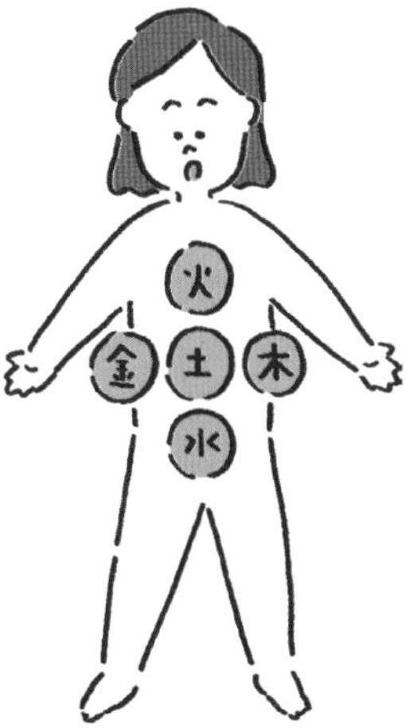

人體的五行位置，居中間的是「土」（脾胃）、「土」之上是「火」（心）、「土」之下是「水」（腎）、右側為「金」（肺）、左邊則為「木」（肝）。脾擁有「土」的力量，一般認為脾也有「滋養萬物、保護萬物」的功能。（請參考第246頁與第247頁）

土是「脾」的季節
想像「脾」的作用

土的季節也是五臟中「脾」的季節。脾位於胃與左邊的腎臟之間，在東洋醫學中，脾與胃是一起作用的。食物進入體內後會在胃部消化，再由脾將營養運行全身。

如果脾胃健全，一整年都健康。土的季節是脾的季節，更因如此，相較於其他季節，此時脾的負擔加大，也容易發生問題。具體來說，脾虛時會出現胃弱、腹痛（腹中容易出現硬硬的部位）、拉肚子、口內炎等嘴巴周邊的症狀、虛冷症、四肢沉重或疼痛、關節痛、神經痛等症狀。

請想像一下風車。將脾胃置於風車中心，身體的氣如風車葉片轉動般旋轉。然而，當脾胃狀況不佳，風車就難以轉動。如此一來，氣也無法運行全身，身體四處將會出現不舒服的症狀。

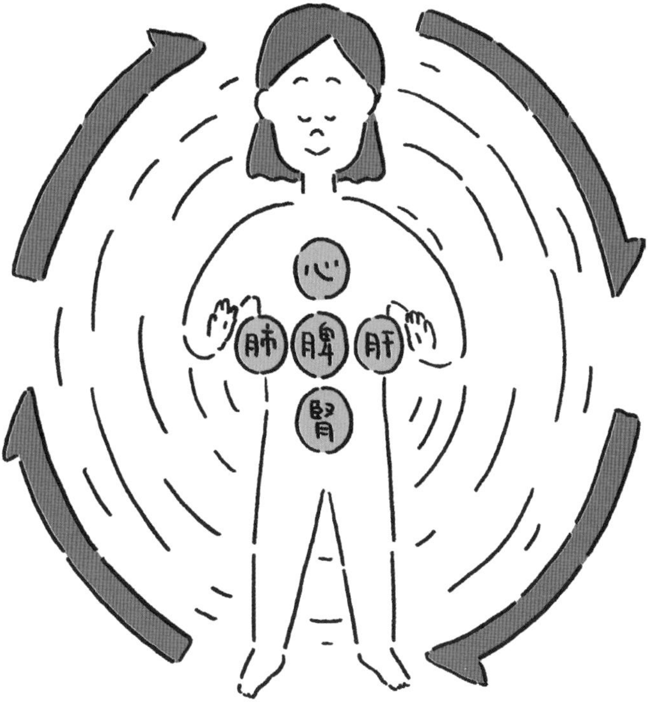

人體以脾胃為中心，身體的氣在周圍旋轉。
如果氣無法運轉，身體就會出現不適。

脾與人體的能量源，即「氣・血」生成與運行有密切關係，脾的影響遍及全身。在胃部消化完畢的食物能量會由脾往上再往上送（升清），最後送至全身（運化）。如果做個比喻，則脾如風車般，藉由轉動將能量發送全身。身體將由最重要的部分開始使用從脾送來的能量。能量傳至全身時，四肢也會有充足的力量。

高溫多濕的「長夏」要八分飽、喝熱開水調整腸胃

當此時期，就算沒做什麼也會增加脾胃負擔，因此在長夏時，請務必掌握「八分飽」原則，讓脾胃常保餘力，另外還要「充分咀嚼」。如此一來，大腦會判斷為「已經吃夠」，就能預防攝食過量。再加上充分咀嚼時，唾液與食物充分混合，大腦會發出「下一樣要進入胃部的食物是這個」的訊號到消化器官，如此能使消化吸收功能運作良好。

另外，如果想要調整腸胃，就要多喝熱開水。熱開水不但是對臟腑負擔最少的飲料，也能改善體內水循環。**土的季節時，飲用溫熱飲品，能增強脾與腎的能量。**

在雨季等濕氣重的環境中，身體容易潮濕。此時，讓我們運用艾灸以去除體內濕氣。（艾灸的方法請參考第6章）

濕氣重的雨季注意事項

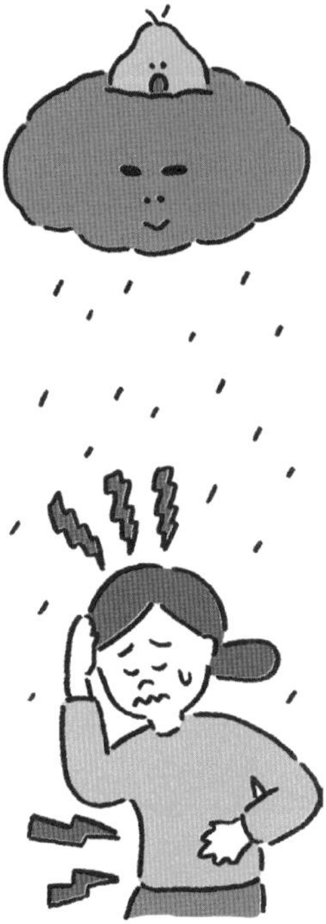

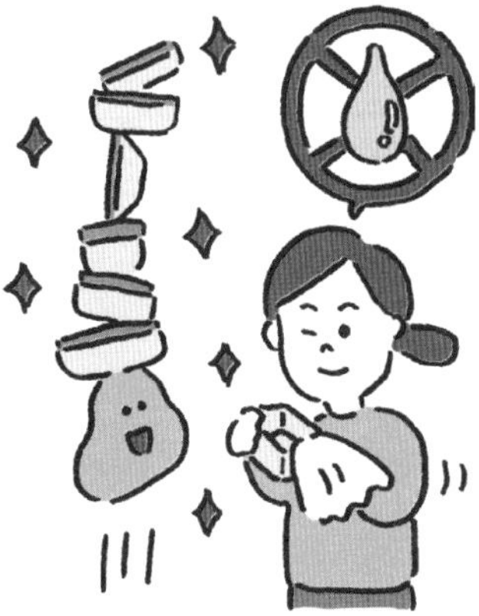

體內有濕氣淤堵的陰氣「濕邪」

雨季持續不斷下雨，會使濕氣滯留身體下部，多數情況下，人會感到沉重的痛感，使得病氣滯留體內，難以治癒。進一步也會影響到消化吸收、水分代謝、血液循環、全身皮膚、肌肉以及血管。此時會出現的症狀有：關節痛、頭部與身體感到沉重、胃下垂、胃脹滿、口臭、口內炎、水腫、經血量與白帶增加、大便黏稠與青春痘。

高溫多濕的雨季，請注意食品的保存方式

值此時期更需要注意的是，將食物放入保鮮盒保存前，一定要擦乾容器內的水分。容器內一旦有水氣，細菌就容易繁殖。另外，保存烹調好的食物時最好放冷凍庫而非冷藏。一般冷凍庫的溫度約為零下10度，幾乎所有細菌都會失去活性，然而並不是死去，所以一經解凍就要立即烹調。

除身體的濕，防止關節痛與神經痛

人體如果有濕氣滯留，體內就會有熱淤積，此稱為「**濕熱**」。只要體內有「濕熱」，原本隱藏的關節痛或神經痛就會一一出現。如果只是有濕氣滯留體內，身體就會感到沉重，而一旦出現關節痛或神經痛，就會影響情緒，甚而感到治癒無望。此時，讓我們為身體除濕，以調整身體狀態吧。

除濕的關鍵字就是「利尿作用」與「整腸作用」。尿液跟大便能排出身體不需要的多餘水分。牛蒡的排毒力量強，對「腎」有很好的幫助，另外也非常推薦除濕效果高的豆類。番茄與黃瓜等的夏季蔬果，雖然利尿效果很好，卻會讓身體變寒。有水分淤積是指身體中的「水」很足夠的意思，所以在此時節，請務必留意不要飲食過度。

梅雨季節的除濕法

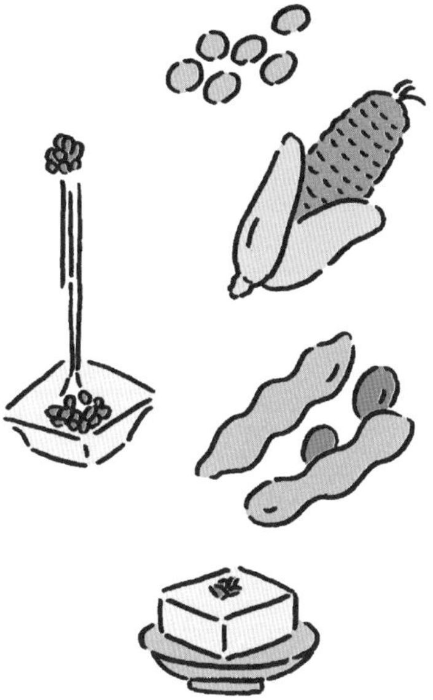

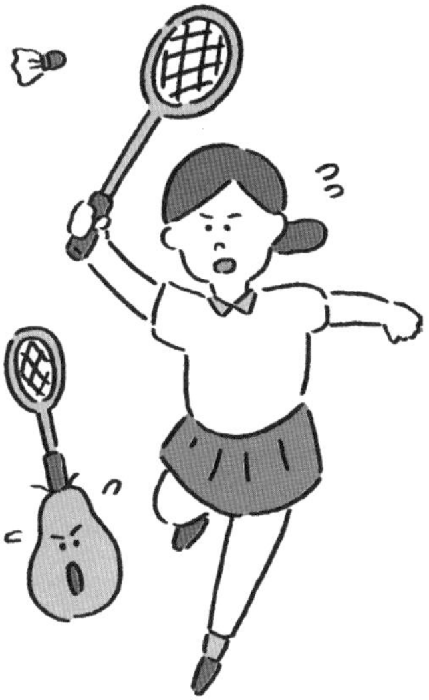

吃豆製品為身體除濕

最快速為身體除濕的方法是流汗。不擅長運動的人，可以好好泡澡或是泡溫泉。重要的是增進體內的水循環，以消解身體因為濕所帶來的問題，如此就能健康生活。另外還有一個方法是吃豆類、玉米與毛豆等食物，這些食材有除濕的作用。其他如豆腐與納豆等製品也同樣有效。

運動為身體除濕

梅雨季節容易使人精神不濟。夏天是「心」的季節，此時「土」變得沉重，心情沉悶，容易想要宅在家不出門。記得讓自己流流汗，除一除體內濕氣，讓身體變得清爽。尤其在梅雨季節更是應該要運動。因為是雨季，在室內運動也無妨。但是立秋過後若有秋颱來臨，切記不要運動過度，以免精氣逸散。請務必留意。

十

濕氣重時就用有抗菌作用的檜木

檜木的抗菌作用很強。檜木精油在芳香精油療法中有許多種用途（請參考左頁圖），當然，檜木本身就有抗菌與抗病毒的功能。在中國的醫院裡，醫生在幫病患治療時，有時會以中藥浴作為處方，聽說有些醫院會看重檜木的藥效而使用檜木桶為病患治療。

另外，這個季節濕氣重、雜菌容易繁殖，也是家庭主婦的廚房、浴室黴菌戰。尤其是若砧板的刀痕沒清洗乾淨，就容易滋生細菌。因此，購買砧板時，請盡量選擇不易孳生黴菌、不易讓黴菌繁殖的產品。以檜木製造的砧板是最為推薦的。具有抗菌作用的檜木不易滋生細菌，芳香怡人。但即使是這樣的木材，在濕氣重的廚房中使用一段時間後，也請記得務必要在豔陽天時進行曝曬。

活用檜木的芳香精油

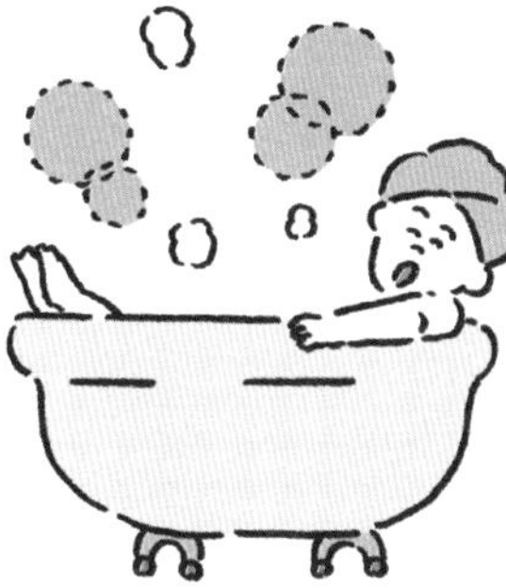

泡澡

滴幾滴檜木精油在泡澡水裡。女生免疫力低下時，陰道通常容易發炎，而檜木能有效預防真菌發炎。

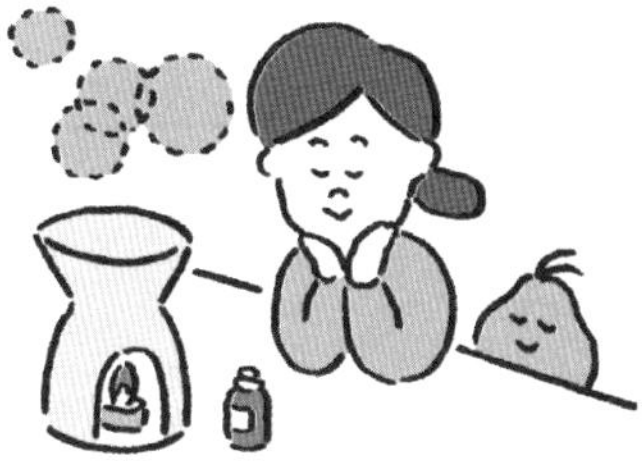

享受芳香

只要使用芳香療法專用的精油擴香儀與精油加熱器，就能一邊享受芳香，一邊獲得舒緩。

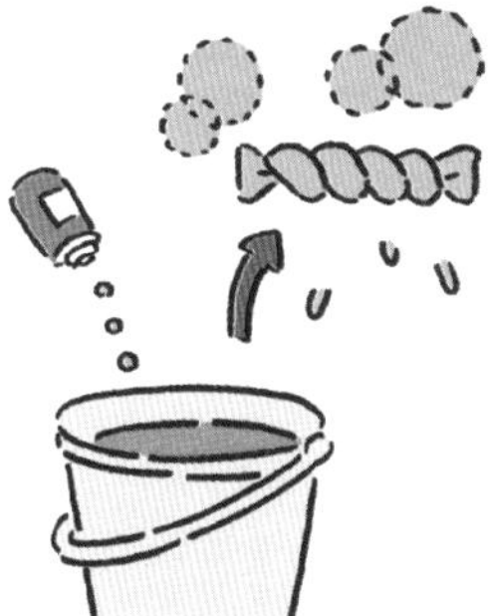

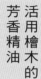

清潔打掃

清掃房間時，加幾滴在水桶中用來扭洗抹布，之後抹布擦過的地方都會充滿檜木香，也能殺菌。

預防青春痘與粉刺等

在洗臉檯中注入溫水，滴入幾滴檜木精油洗臉，光只是這樣，就能清潔毛孔。為了讓毛孔打開，要使用溫水而非冷水。請用雙手掬起水洗臉約十到二十次，之後再用常溫水洗臉，以達到緊緻肌膚的效果。用毛巾擦乾臉部水分時請輕壓，不要左右上下擦拭。

「土用」時節
注意季節交替的變化

土用是指季節交替的時間點，立春、立夏、立秋、立冬之前，分別各約有十八天左右的期間。如同飛機起飛時一樣，在季節交替變換時，身體必須要能應對，因為此時最容易發生不適與不舒服。**季節交替時，首當其衝的就屬腸胃**。為了調整腸胃狀態，東洋醫學中有各個季節的養生法。請進一步參照左頁圖表，於各個季節的土用時期選用適合的養生法。順帶一提，不論哪個季節，只要感到腸胃不適，建議各位可以吃五穀雜糧粥。黃色食物可以強化脾胃功能，所以首推藜麥與黍。尤其是小米，有黏性、味甘，容易入口。玉米也不錯，可多喝玉米湯。

秋的土用
立冬前18天
（10月20日～11月6日左右）

此時呼吸系統出現不適的人，請仔細查閱秋天的養生法。因為接下來的冬季是「寒邪」的季節。呼吸系統較弱的人，如果暴露在寒氣當中，容易感染風邪。此時，請多吃小米與地瓜。體重多少增加一些無妨。

春的土用
立夏前18天
（4月17日～5月4日左右）

為了不增加「心」的負擔，請留意鹽分的攝取（請參考第54頁）。另外，此時若過敏症狀仍持續的人，有可能是肝的問題。請確定是否已經開始實施春季的養生法。另請務必要好好睡覺，讓眼睛多休息。

冬的土用
立春前18天
（1月17日～2月3日左右）

冬天吃肉可以暖身，但如果吃得過多，反倒造成脾胃虛弱，所以請控制肉食量，吃吃如七草粥*的山菜粥。另外，冬天的土用是一年的最末。一年的最後一天也是土用最後一天的「節分」（春分的前一天）。把灑豆子儀式的大豆拿來吃，也是很好的養生法。

*註：七草粥，由七種食材煮成的粥，食材內容依地區不同而有所差異。在每年的一月七日早上食用，用意在祈求未來一年能無病健康。

夏的土用
立秋前18天
（7月19日～8月6日左右）

這是土用的丑日。自日本江戶時代起，每當陰陽季節交替的交界點，人們就要吃能補充精力的食物，以度過炎熱的夏季。如果此時連吃鰻魚都沒有精力，就表示那個人的脾胃極為虛弱。此時，請使用我在長夏篇所建議的養生法（請參考第92頁）。

第3章　秋季的養生

——八、九、十月

秋季是收穫的時節。
萬物繁衍下一代，植物結實累累。
是生命力在體內深深蘊育的季節。

生物為了隔年而準備，
將生命力收納於內在。
春夏時，發散於外的能量（陽）
一到了秋季就轉而向內（陰）。
秋天的關鍵字是「和諧」與「沉穩」。
用呼吸將清澈的能量納入體內，
慢慢地表情也變得柔和。
此時，請避免激烈的活動，
以安穩的心度過秋季吧。

秋

秋季要讓心情平穩，保持清明

到了立秋，終於要開始「陰」的季節。八月還非常炎熱，學校仍在放暑假。一提起八月就想到夏季。然而，日照時間從夏至的最高峰到立秋後會越來越短，由於日照時間縮短，身體便因此感受到「秋季」來臨。

春夏兩季，人體氣的能量不斷往上升，**到了秋季就會漸次往下行，逐漸走到腳下。**此時，如果做激烈的運動，會使得原本該往下的氣，收攝不住。

另外，空氣變乾燥時，陽氣會從皮膚逸散。立秋是個天地界線分明的季節，秋高氣爽，所以請讓自己維持心境平穩、清明地度過。

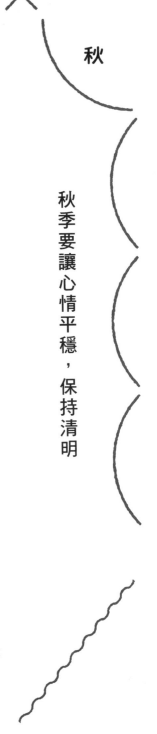

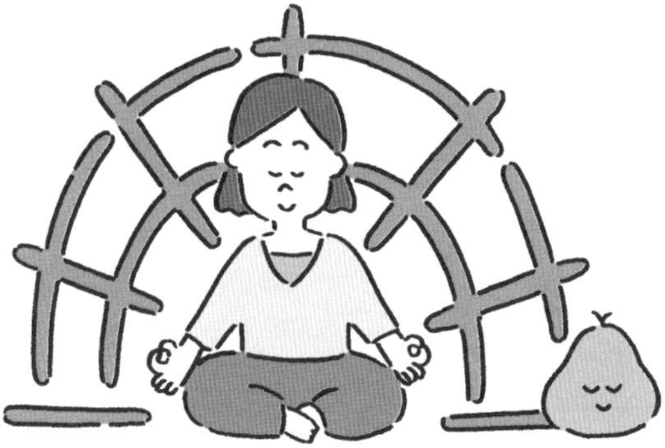

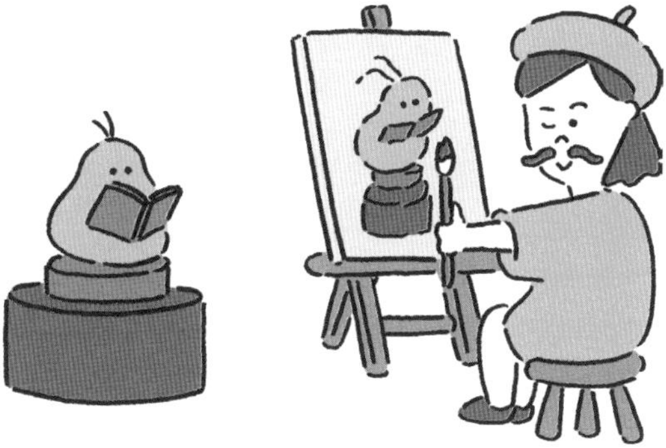

陰的季節的關鍵字是「休養生息」與「充電」。

九月後半開始到十月是「運動的秋季」。學校或是地區單位會在此時舉辦運動會或體育賽事。但是，秋天是陰的季節，對於女性來說，秋季的重點是成熟。如果要用動靜來形容，就是靜的季節。這時節，情緒平穩最重要，所以，秋季應該是「閱讀之秋」「藝術之秋」。如果可以，請不要妄想兼顧各方面，專注於一種興趣，如此一來將能提高內在的涵養。在屬於陰的季節中，這就是最好的養生法。

如果想要動一動身體，太極拳、瑜珈這類東洋式的靜態運動最為適合。秋季不適合新的嘗試，所以請記得，無論開始哪一種運動都要慢慢來，以不要流太多汗為上。

秋

秋季要維持體重

人類的身體大抵與哺乳類一致，春季與夏季時，新陳代謝功能變得活躍，身體也因而不斷產生變化。也就是說，由於基礎代謝率增加，春夏是容易變瘦的季節。另一方面，到了秋冬，**身體為了因應糧食稀少的冬季做準備，會讓人在秋季時食欲大增，以增加體脂肪、儲存營養**。冬季的寒冷會提升身體的基礎代謝率，所以只要稍微少吃一些，體重就會掉得很快。然而，冬季時，體重減少會導致免疫力下降，容易感染風寒，所以僅有肥胖者適合冬季減肥，一般人絕不可為了美容而在冬季減重。秋季時稍微豐腴一些，在冬季時反而不太會感冒。每個人體格不同，需要增肥的範圍也不同，我覺得在十一月前可以增加兩、三公斤。這樣算來，大約是每個月增加一公斤左右。

秋季是身體儲存營養的時期。
為了身體健康著想，請多吃點。

為了維持體溫，身體會提升基礎代謝率。在飲食上，延續秋季的飲食生活就能減少些體重。

在冬季下沉的氣會在此時逐漸上升。

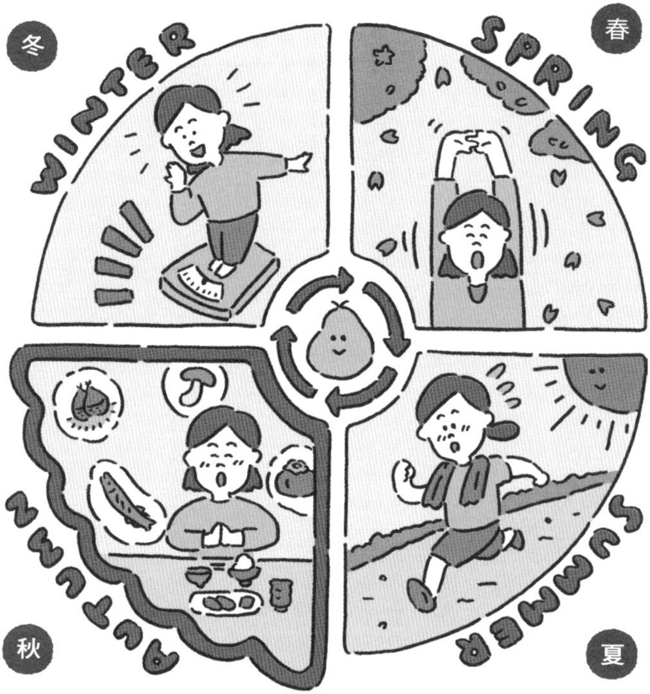
冬
WINTER
春
SPRING
秋
AUTUMN
夏
SUMMER

身體會試圖要儲存食物的營養。此時，為了健康可以多吃一些。

在這個季節，預先多增加些肌肉，提升肌力。

※如果想要在秋冬減重，兩週減0.5公斤到1公斤是較為理想的。夏季時則可以每週減1公斤。

秋

攝取膳食纖維以防止夏季肥胖

每到夏季，一定有許多人會吃過多的冰淇淋、喝過多的果汁與啤酒。天氣炎熱，吃冰冷的食物舒爽又美味，一不小心就會吃太多、喝太多。冰冷的食物會增加臟腑的負擔，加上含糖量與脂肪量也很高，所以會成為肥胖的原因。在夏季發胖的人之中，有些人適合稍微減少食量以調整身體狀況。

秋季雖然是難以瘦身的季節，但仍有對策，就是在早餐時攝取膳食纖維。飲食通常會使血糖值出現激烈的震盪，因此也會導致精神不穩定，容易吃得過多，而**膳食纖維有穩定血糖值的作用**。請在飲食中適當地加入蕈菇類、茄子與地瓜。最能快速攝取到膳食纖維的食物是味噌湯，蔬菜湯也是個不錯的選擇。

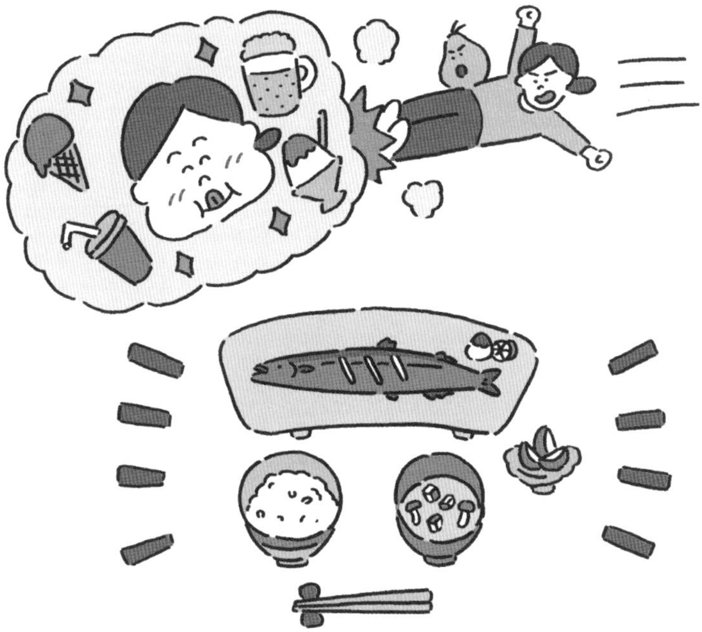

讓我們將夏季充滿糖分與脂肪的冰冷飲食生活
轉換為健康滿點的秋季飲食生活吧。

秋季是秋刀魚肥美的季節。秋刀魚的脂肪與肉類不同，富含DHA與EPA。這兩種營養素能降低體內的三酸甘油脂與血液中膽固醇，能有效預防高血脂症與動脈硬化。其中尤以EPA對維持血液與血管的健康非常有幫助。DHA則有助大腦與神經的發展。

秋季也是美味鮭魚的季節。鮭魚富含維生素A與E等脂溶性維生素，可以幫助排出體內多餘脂肪，同時也富含維生素B_1與維生素B_2。維生素B群可以活化身體，是減重的好幫手。如果想要維持健康，日本和食是極佳選擇。

秋

提早就寢，頭枕西南方而睡

到了秋季（大約八月七日之後），盡可能在**晚上十點過後就入睡**，要早睡早起。秋季日出時間比夏季晚一點，早上七點前起床即可。當然，跟著日出起床也不錯。

西邊是秋氣旺盛的方位，所以請將枕頭擺向西南方。雖然大家可能以為西向最好，但為了在躺臥時能臉朝日出的東方，最好是將枕頭擺向西南方。尤其南方是夏氣旺盛的方位，從夏季轉入秋季的時節，西南方是最佳選擇。請想像一下，**氣的風會由西南吹往東北**，也就是所謂「裏鬼門」（是將陽的能量轉往陰的能量的方位，具有超強能量）的風。一旦裏鬼門能量進入後，有助培養陰的好能量。

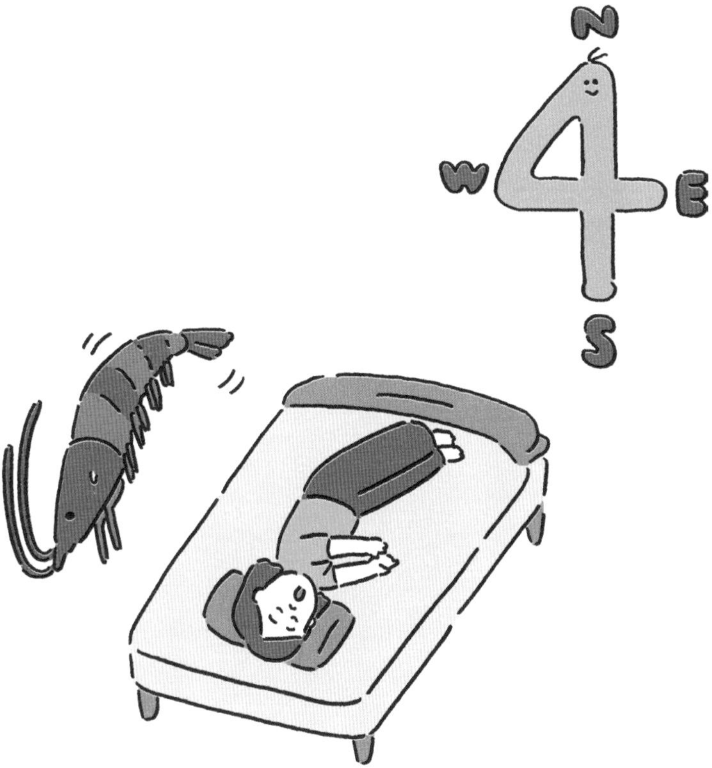

早上起床前，身體側躺
呈蝦子狀，面向東方。

早上起床前，臉請朝向東方。此時，讓身體呈蝦子狀，全身放鬆。如此一來，將能讓精氣好好地停留在腳部，能邊睡邊養生。
秋季是呼吸器官容易出狀況的季節，側躺成蝦子狀能有助呼吸。春季與夏季是應該要認真運動的季節，但到了秋季就要由動態轉成為靜態，可說是需要好好睡眠的季節。請在秋季提升睡眠品質，儲備體力。

秋

用辛味避免身體乾燥

到了秋季，空氣變得乾燥，呼吸系統也容易變乾燥，使得熱無法散逸，因此容易出現咳嗽、有痰、氣喘等症狀。另外，此時肌膚也容易乾燥。

夏季容易流汗，身體的廢物可從皮膚排出。**到了秋季，氣溫降低，皮膚的毛細孔就會關閉，此時，需要讓身體負責排除體內多餘水分的口鼻（呼吸器官）與大腸（排泄器官）的功能活躍**。而能夠讓體內循環變得活絡的味覺就是「辛」味。身體內部在轉換氣時，最有效的要屬帶有辣味的食材。辣椒是代表性食材。辣椒含有辣椒素，即使只攝取少量也能提升新陳代謝功能，讓體溫上升、增加排汗，並排出體內廢物。其他帶有辛味的食材有蒜頭、山椒、蘿蔔、蔥、洋蔥、酒類。酒類在五味中屬於辛味。

早秋時分請盡早讓身體代謝活躍。

排乾淨體內殘存的「陽氣」

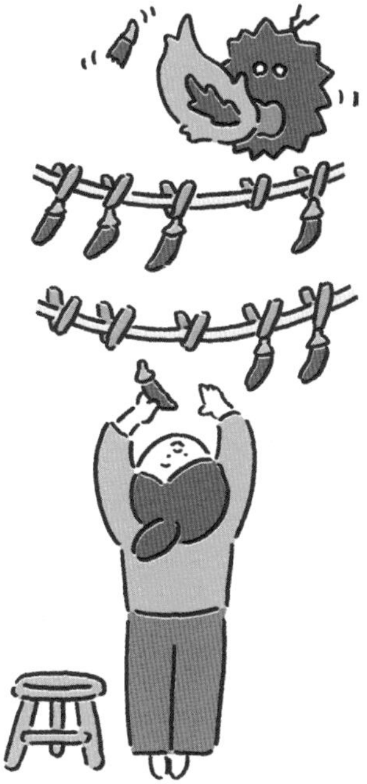

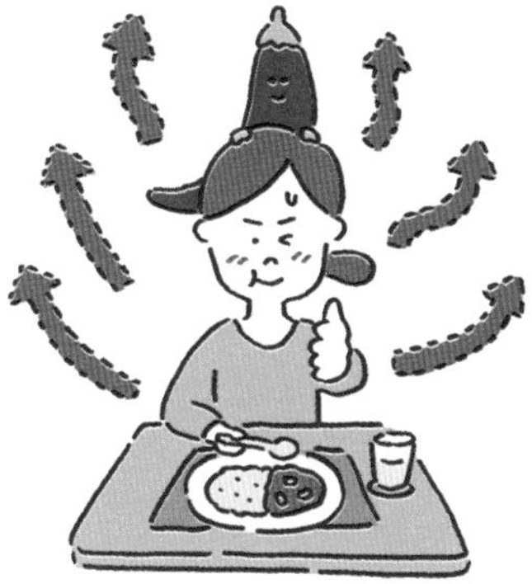

辣椒要曬乾了再保存

秋季是採收辣椒的季節。如果取得了大量新鮮辣椒，請用曬衣夾夾在曬衣繩上，好好乾燥。因為曬乾的辣椒能長期保存。如果曝曬超過一週，辣椒整體會變乾枯，連種籽也會曬到乾。但如果只曝曬兩三天，辣椒的顏色會保持得很完整。有時，辣椒肉與籽的部分並無法乾燥，所以請盡早食用。

讓毛孔大開＝打開身體的窗戶

到了冬季，身體的皮毛會關上，因此秋季時可以吃一些辛辣食物，好讓毛孔活動。這樣能散出體內陽氣，讓涼爽、清潔的氣進入體內。

※皮膚發炎時，要禁食咖哩、山椒、酒類。這些食物會讓血裡蓄留熱，因此有過敏症狀的人不建議食用辛辣的食物。

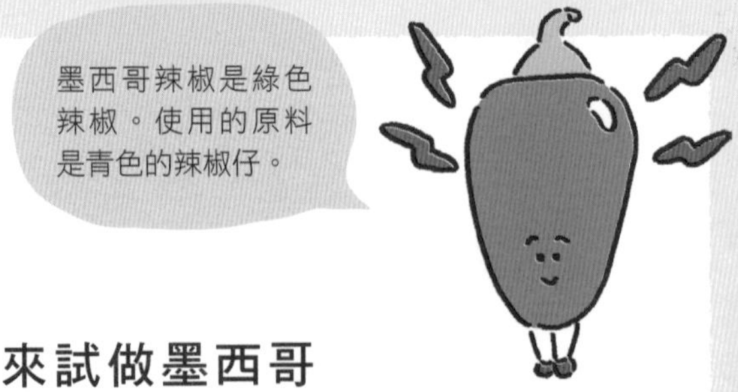
墨西哥辣椒是綠色辣椒。使用的原料是青色的辣椒仔。

來試做墨西哥辣椒味噌！

墨西哥辣椒是世界知名的辣椒，常用於各種料理，對日本人來說是極辣等級。然而，如果製成墨西哥辣椒味噌，則可成為美味又方便的調味料，且可保存一年左右。不但可以拿來配飯、放在豆腐上當作醬料，也可與豬絞肉拌炒做成肉味噌，做為一種義大利麵醬。請務必試做做看。

甘口（甜味）

墨西哥辣椒	2袋
青椒	2袋
紫蘇葉	25片
柴魚片	200克
味噌	750克
砂糖	250克

辛口（辣味）

墨西哥辣椒	2袋
青椒	1袋
紫蘇葉	25片
柴魚片	200克
味噌	500克
砂糖	300～350克

※辛口非常辣，喜歡甜一些的人，請使用青椒量較多的甘口做法。

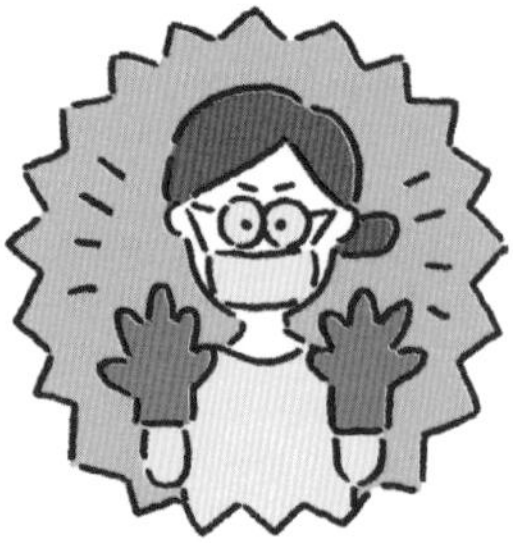

墨西哥辣椒的種籽辣度極高，如果手直接接觸，將難以洗去辛辣感。萬一又用沾染了辣椒籽的手去摸眼睛，後果將慘兮兮。另外，切開辣椒時會嗆眼，所以處理墨西哥辣椒時請戴手套。為了保護眼睛黏膜，請戴面罩或是眼鏡。

製作方法

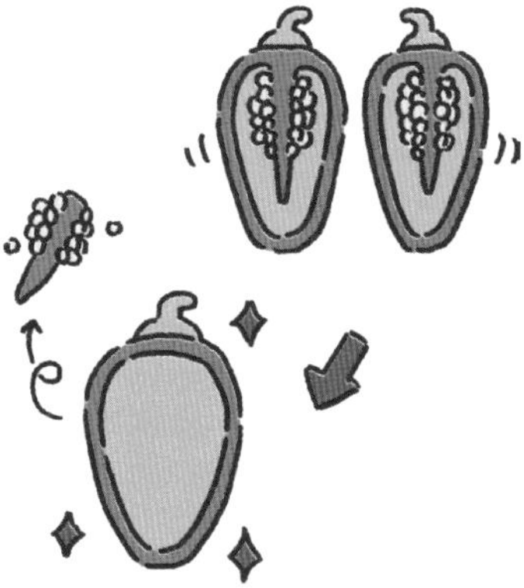

1 將墨西哥辣椒對半縱切，除去所有種籽。處理方法與青椒相同，都切成小塊。使用食物調理機比較方便處理。

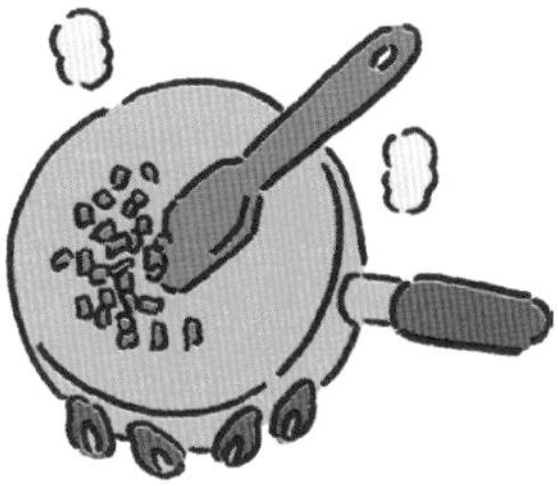

2 將步驟 **1** 中已經切成小塊的墨西哥辣椒與青椒一同放入炒鍋，以中火拌炒。

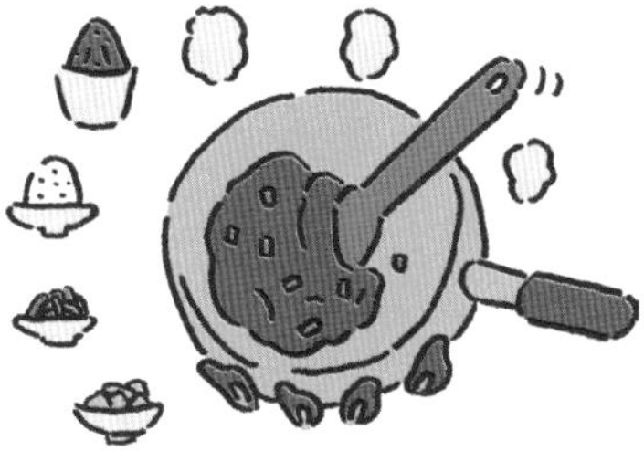

3 熄火，依序加入味噌與砂糖至炒鍋中。等砂糖溶解後關小火，加入味噌慢慢攪拌均勻。等到鍋中的味噌開始冒泡時，將切成碎末的紫蘇葉與柴魚片加入拌勻即可熄火。

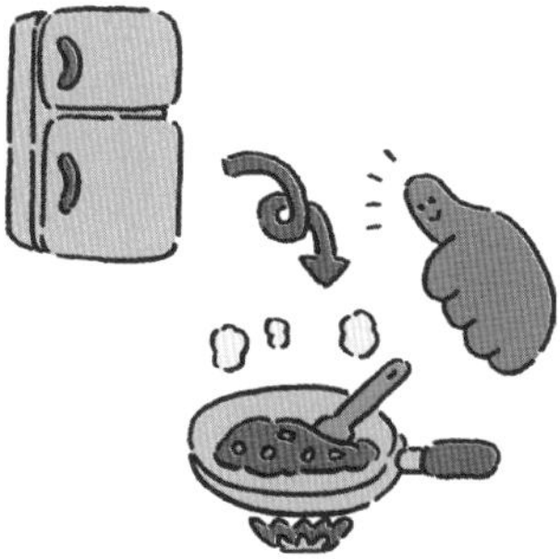

長期保存時，偶爾取出加熱

將做好的墨西哥辣椒味噌放入保鮮盒中，待降溫再將保鮮盒放入冷凍庫保存。依據味噌的保存狀態不同，有些味噌會在保存期間開始發酵，此時要取出味噌，重新加熱。另外，如果覺得辛辣度降低，則重新炒些墨西哥辣椒末，然後加入味噌中攪拌均勻，最好在爐火加熱，這樣最能長久保存。

請喝菊花茶

農曆九月九日是重陽節，是菊花的節日。「九」是最大的陽數，以往祈願長壽的重陽節是五節中最重要的。此時，最簡單的養生法是喝「菊花茶」。中國最古老的藥典《神農本草經》中，關於菊花的記載如下：**若「長期飲用，可使氣血循環變好，周身輕盈，長壽」**。

菊花的採收時期為每年的九月到十一月。新鮮菊花無法長久保存，若想「長期飲用」，最好是將菊花加以乾燥。有了乾燥的菊花，整年都能喝到菊花茶，不用擔心是否當季。

目前為止都還沒喝過菊花茶的人，要不要趁著重陽節體驗一下呢？

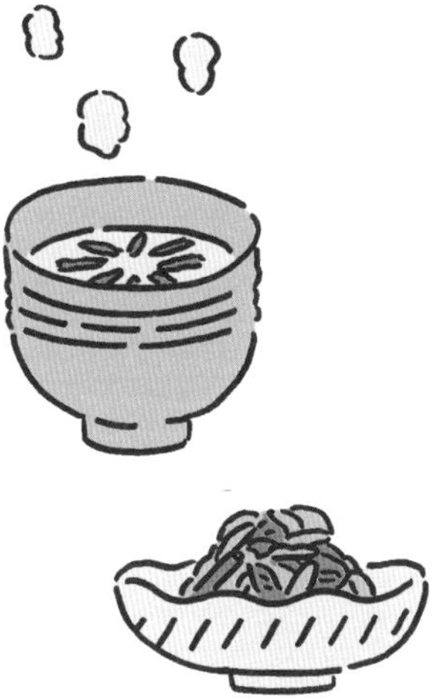

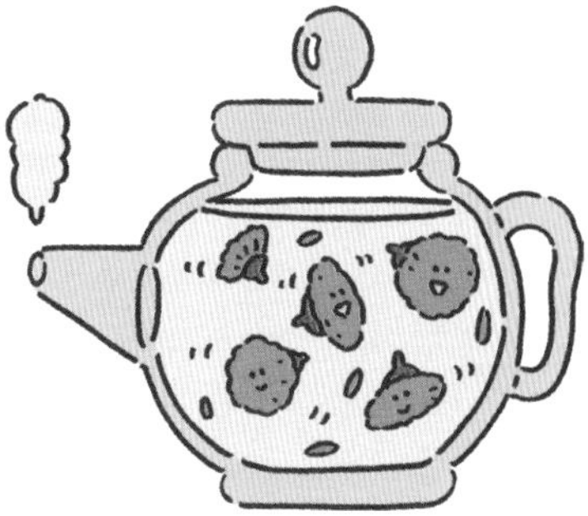

日本的一般食用菊花

多數的菊花皆為黃色，另外還有各種品種的粉紅色菊花。日本通常將菊花做成湯或是醃漬物食用。將菊花擺上桌就令人聯想到秋季，所以菊花是充滿季節氛圍為的食材。

這樣喝菊花茶

顏色比香氣更為誘人的菊花茶是女性喜愛的茶品。菊花有獨特的風味，只要加點砂糖或蜂蜜就很好喝。若經常飲用，注意不要攝取過多糖分。

菊花的各種功效

菊花富含維生素B_1、維生素B_2與維生素E。另外也富含抗氧化作用高的β胡蘿蔔素與維生素C以及葉酸等維生素B群。有助紓緩眼睛疲勞、抗老化與放鬆身體。

秋分前請穿著輕薄的服裝

秋季養生的基本在於盡量不流汗。從立秋到秋分這一段期間，白天依舊炎熱，所以秋季的穿著重點是舒適輕薄。秋季穿著輕薄的服裝是好習慣。若是一進入春季或夏季就急著穿輕薄服裝，即使是純陽之體的孩子也會感染風邪。**趁夏季養足陽氣，身體就會為初秋的到來做好準備**，所以此時最好穿著輕薄的衣物。

接著來談談流汗。總是汗流不止的人，是屬於自律神經衰弱的類型，在東洋醫學中稱為氣虛，也就是氣的能量不足。這類型人早餐要吃好吃飽，而且要早睡早起。

總之，這段期間請選擇穿著透氣、不易流汗的衣物。因為人體一旦流汗，陽氣就會一起排出。氣虛的人如果情況嚴重，身體會陷入惡性循環中。

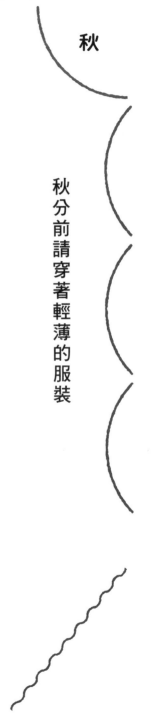

提高身體的衛氣

秋季時，身體的運作逐漸向內走，體表的衛氣（防衛力）變得不足，因此對外邪（外部環境的影響）容易毫無防備。起碼在初秋這段期間，要盡量不讓氣溢出體外，也就是盡量不流汗。

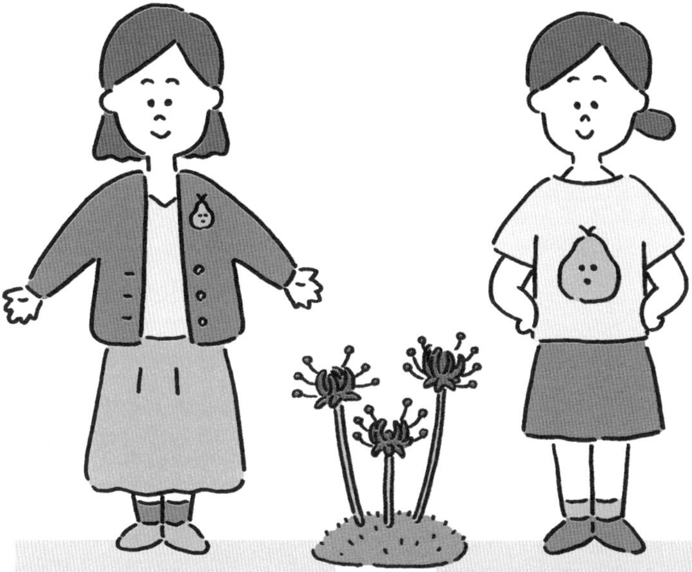

秋分以後

（9月22日左右～）

過了秋分，秋意更濃，此時要開始留意保溫。請找出秋冬衣物，選一件料薄的毛衣或是外套來穿。

立秋到秋分

（8月7日～9月22日左右）

此時，白天仍舊炎熱，盡量選擇穿著輕薄的衣料。請準備質料輕薄、容易吸汗的衣物。

請選用蠶絲類寢具與內衣褲

秋季很乾燥，尤其肌膚因為夏季而漸感疲憊後會更顯乾燥。此時最好選用蠶絲類寢具、睡衣、內衣褲。雖然100%純棉也是不錯的選擇，但蠶絲更為優質。

蠶絲有為肌膚保濕的功能，所以如果能擁有一件包覆全身的蠶絲衣物，就能防止肌膚變得乾燥。再者，蠶絲也有**美肌的效果**。**蠶絲的主要成分是與人類肌膚相近的蛋白質**，可說如人類第二層肌膚一般貼近身體。睡覺時只要穿著蠶絲材質的衣物，就能讓肌膚變得光滑。另外，蠶絲富含胺基酸，因此床單與枕頭套選用蠶絲材質，不只很適合肌膚，也很適合頭髮。請各位務必要嘗試看看柔軟輕巧、觸感一流的蠶絲。

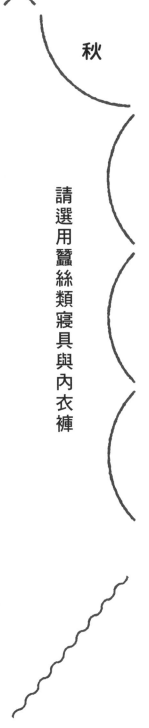

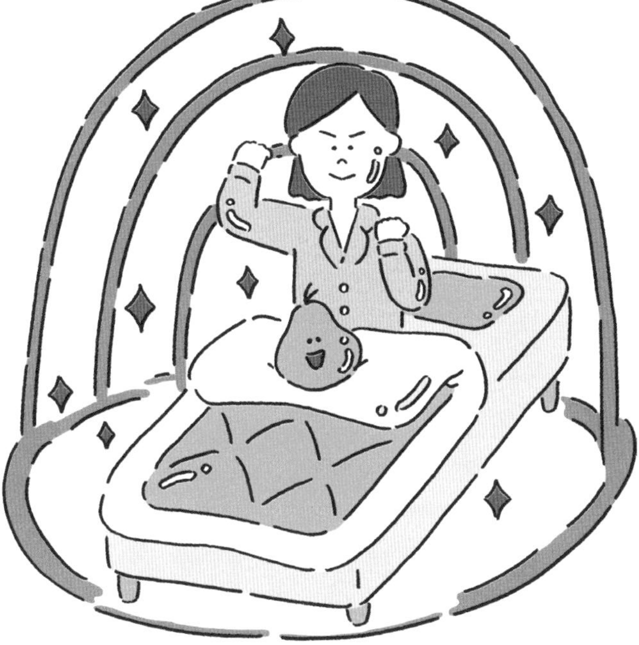

**蠶絲是對肌膚溫柔的天然纖維，
讓我們利用睡眠時間保養肌膚。**

即使是蠶絲產品，也可能會過敏。絕大多數的蠶絲製品都是高價品，所以不需要一下子就從寢具入手，讓我們先買條小手帕或小物件試用看看。皮膚比較敏感的人，請先把蠶絲產品用於不太過敏的肌膚部位。只要穿戴一晚就可以。如果試用後感覺沒有問題，可把蠶絲產品放在比較敏感的肌膚部位，同樣試穿戴一晚看看狀況。如果一切良好，就可以買睡衣或是床單用用看。

秋

向月亮許願

秋季時有知名的中秋之月，因此大多數人只會注意到滿月，殊不知，形狀偏細的新月反而擁有更大的能量。潮汐的乾潮與滿潮在新月與滿月時會變大。讓我們趁這個機會來看看新月與滿月的能量。

新月有「再生」的能量，也就是新事物即將發生、未來某事物即將增長的能量。**滿月代表事物都滿足，相反的，也象徵事物到了頂點即將往下坡走，所以，各位的願望若是希望減少某事物也不錯**。總之，可以祈求「任何時候都有再生的機會」。

此外，「遺忘」也很重要。藉由遺忘，我們就能運用無意識的力量。月亮的力量比太陽來得短且小，所以可以對月亮祈求不需藉助他力、靠自己就能實現的願望。

所謂的中秋之月

中秋之月是指九月上旬到十月八日左右的滿月。所謂的中秋節是指新月出現後第十五天的夜晚，所以並不一定是九月十五日。這是因陽曆與陰曆有差別所產生的差距。

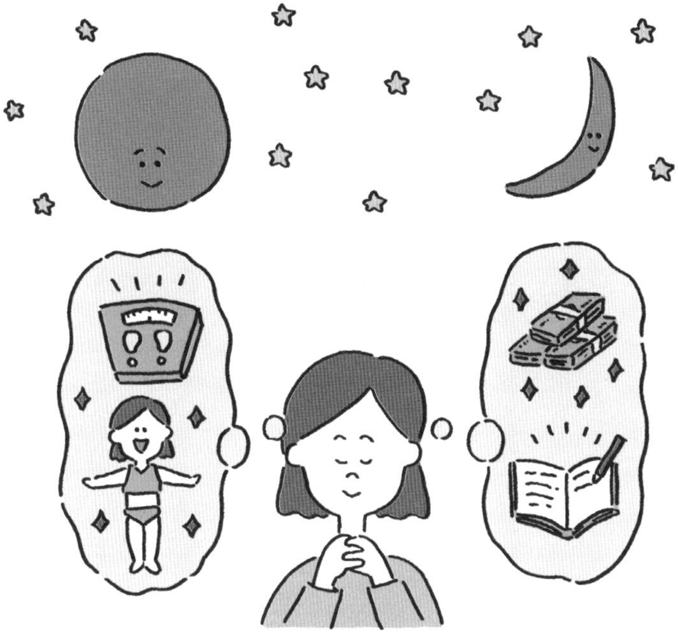

向滿月許願

抵達巔峰的事物，象徵開始下降。比方說，「減少體重」「減少煩惱」「減少壓力」「減少起紅疹」等等。

向新月許願

象徵新事物開始，有增多的意味。如「開始存錢」「增進學力」「增加業績」「充滿女性魅力」等。

秋

關於新月與滿月的生理期

許多人認為，月亮會影響女性的生理期。實際上，多數自然產孕婦在新月與滿月的兩三天前會出現生產的預兆。只要過了新月與滿月，即使有些微陣痛，也會馬上消失，等到下次的新月與滿月週期來到前，一般陣痛都不會出現。

一般來說，多數女性的生理期與新月或滿月有關。女性的生理周期與月亮週期相同，一般是二十八天左右，而滿月與新月對女性的影響也各有不同。滿月時充滿了能量，因此**女性生理期碰上滿月時，經血量多，容易感到肚子餓，也容易發胖**。另一方面，**新月有再生能量，所以身體自然會在生理期時順帶將體內的廢物一併排出**。此時**肌膚容易變得乾燥**，所以要記得保濕。

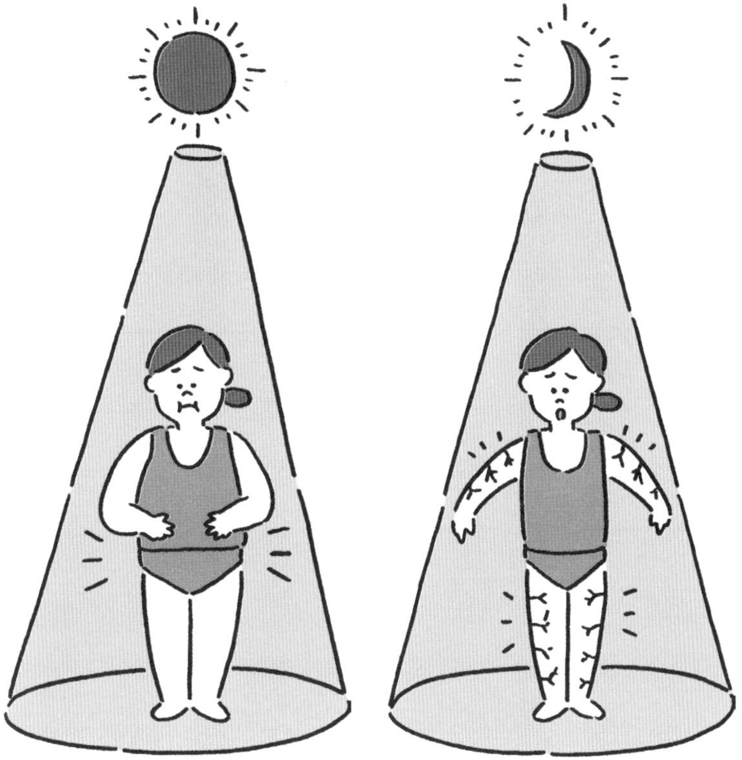

滿月生理期時會肚子餓，容易發胖。
新月生理期時則會排毒，但肌膚容易變得乾燥。

如果身體健康，排卵期會在月亮的週期。正常的生理期，身體一定會先排卵，然後才有生理期。了解這個機制後，就能理解女性在生產過後，生理期尚未恢復正常，卻能懷孕一事了。如果女性在滿月期間排卵，生理期就會在新月時來臨。

滿月是生產的好時機，這不僅限於人類。珊瑚、海龜、魚類也多在滿月時產卵。因為滿月時會有大潮，潮乾潮滿的差別很大，如此就有比較高的可能性使產下的卵漂向更廣的區域。

秋

秋分前後的秋暑，請吃根莖類蔬菜

秋乏是夏季炎熱時累積的疲勞感所致，如果到秋分時仍未見改善，請記得要用心養生。秋分是秋季正中的節氣，表示秋季已經過完一半，若身體仍受夏季影響，還來不及轉為秋季，就會出現不舒服。如果剛好是颱風多的年歲，多數情況下，身體就容易受濕邪影響。秋乏時多會呈現「脾虛」的症狀（請參考第九〇頁）。如果不趁此時好好養生，冬季時將會轉變為腹瀉症狀。

因此我建議，此時應該要吃根莖類蔬菜的燉菜、鍋物或是湯品。根莖類蔬菜中的圓型植物如馬鈴薯、芋頭等都是對脾胃溫和的食物。另外，南瓜湯也是不錯的選擇。

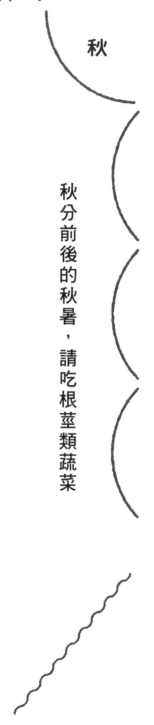

◎ 小芋頭是低熱量的健康食材 ◎

小芋頭（里芋）是所有芋頭中熱量最低的，其黏液的主成分是黏液素，能使人的體質轉為不容易發胖的體質。除此之外，小芋頭富含膳食纖維，能讓身體排出不必要的毒素；維生素B群與胺基酸含量豐富，能增強免疫力。

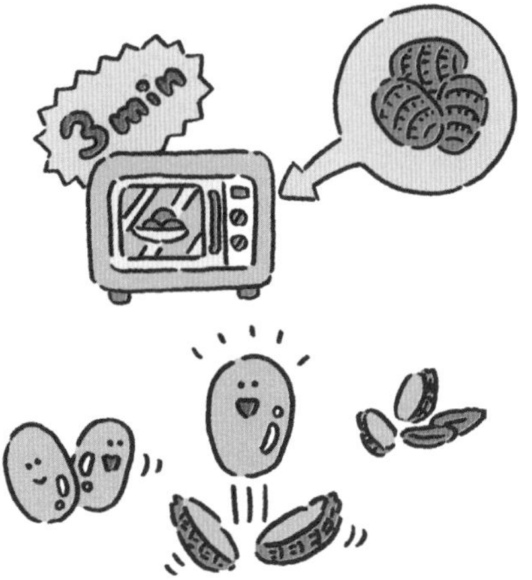

搗碎小芋頭的好方法

讓我們用微波爐來處理小芋頭。①把洗乾淨的小芋頭連皮包上保鮮膜放到盤中，放入微波爐加熱三分鐘。取出看看，如果沒變軟，再放入微波爐加熱三十秒到一分鐘，使小芋頭變軟。②待小芋頭冷卻到可以用手觸摸時，剝除皮。③把剝好皮的小芋頭放入大碗中，以木杵搗碎。

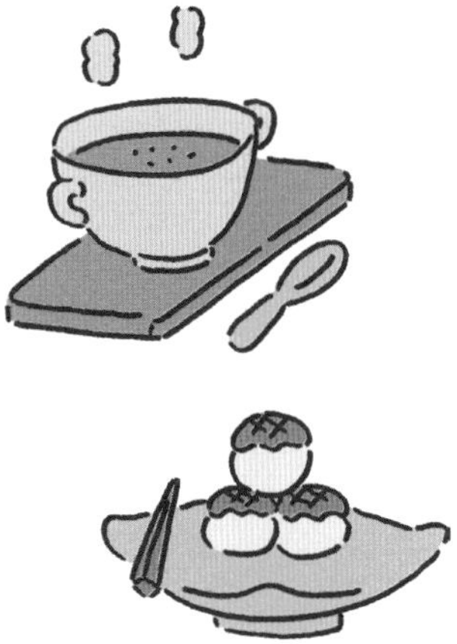

用搗碎的小芋頭來煮好喝的湯或菜餚

將搗碎的小芋頭、牛奶、雞湯塊與水同時放入鍋中，開火加熱。一邊均勻攪拌，一邊加入鹽、胡椒調味，最後再灑上荷蘭芹即完成。把搗碎的小芋頭加入搗碎的米飯中（以三比一的比例）混合均勻，用手捏成丸狀，做成丸子。再用醬油與砂糖煮成醬汁，淋在丸子上享用即可。

秋

食用蕈菇類提升免疫力

東洋醫學中，蕈菇類是最早使用的生藥之一，歷史可追溯至三、四千年前。在日本，居住在山裡或是自然環境中的人們，一到了秋季，就會採摘多種蕈菇類。放入了十種以上蕈菇類所熬煮出來的蕈菇湯，精華全在湯裡，喝了後，身體會非常開心。蕈菇湯美味到讓人開心得幾乎要跳起來。據說近來在日本有些人會「跑遍各地」，四處尋找並購買天然蕈菇。

拜現代科技所賜，成分研究分析技術日新月異，現在我們已知，**富含β-葡聚醣的蕈菇類有提升免疫力的效果**。β-葡聚醣是蕈菇類以及酵母內富含的多醣體，是膳食纖維的一種，吃下肚後不會被腸胃消化分解，能直接對腸內的免疫細胞產生作用，因此能提升身體的免疫力。

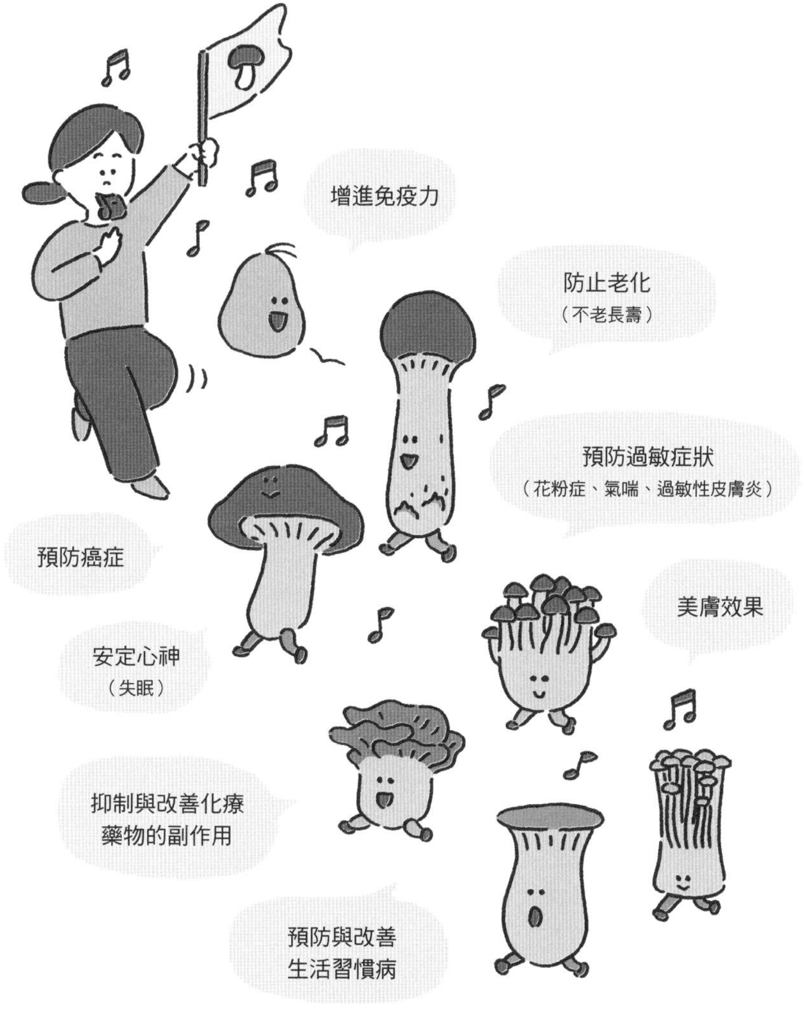
增進免疫力
防止老化
（不老長壽）
預防過敏症狀
（花粉症、氣喘、過敏性皮膚炎）
預防癌症
美膚效果
安定心神
（失眠）
抑制與改善化療
藥物的副作用
預防與改善
生活習慣病

蕈菇種類多，效果也多

在日本，一提到蕈菇類，馬上令人想起香菇、鴻喜菇、舞茸，這些都很容易買到。但要說到最美味，則非松茸莫屬。所有蕈菇類都富含有β-葡聚醣、膳食纖維，而且低熱量，建議大家要嚐嚐。

秋

為了健康請穿蠶絲材質的服裝

和服是最能展現日本女性之美的傳統服裝。和服能包覆全身，所以能保護肌膚免於乾燥，最適合乾燥的季節穿著。而且**蠶絲有美肌效果，能讓全身肌膚美麗起來**。不單是和服，內穿的襦袢等材質也多為蠶絲，光是穿著在身上就有讓肌膚光滑的效果。另外，蠶絲不只有美肌效果，只要穿上和服，繫上腰帶，就能**端正骨盆，保護腰骨**。

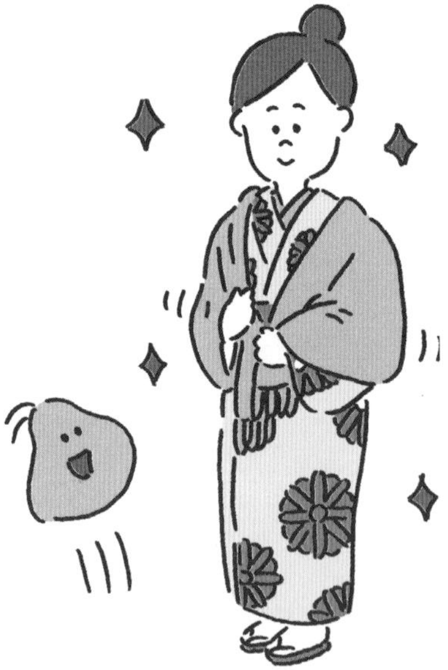

五臟的氣不足會出現在夢中

藉由夢境，可以判斷人體的五臟狀況（依據中國最古老醫書《黃帝內經》的〈方盛衰論〉）。若肺氣不足，就會夢到有關「白色物體、往上飛躍、金屬、殺人、悲傷哭泣」的夢。尤其是秋季時，只要肺氣不足就容易夢到關於戰爭的夢。此時，為了補肺，請實踐秋季的養生法。食材選擇以白色蔬菜、白菜、白蘿蔔、白木耳、菊花為主。若是肝氣不足，就會夢到蕈菇類與草木的夢境，此時請多吃青綠色食物；心氣不足會夢到太陽與雷電，此時請吃紅色食物；若是脾氣不足，則會夢到肚子餓，此時請吃黃色食物；若是腎氣不足，會夢到溺水與翻船的夢，此時請吃黑色食物。食物的五色請參照第一八五與一八六頁的資料。

秋

新米的季節更要改吃糙米

改吃糙米，身形就會有明顯的改善，體型會變得更結實。首先請量測一下最想瘦的部位，比如腰圍（腹部最細的部位）、肚臍周圍、大腿最粗的部位等，有個具體的數字，執行起來更有動力。

即使將白米飯與麵包改成糙米飯，熱量仍然一樣，因此只要配菜內容不變，體重就不會減去太多。但是，**排出體內水分能使身體變得結實**，所以之前量的尺寸會有所減少。我們的主食是米飯，經常會吃到米。但是，只要把白米飯改為糙米飯就能看到驚人效果，而且世界上再也沒有比這個更簡單的方法。這是個以控制熱量至上的瘦身法所無法達到的境界。

糙米富含維生素B群

精製白米時，會造成維生素B_1的流失，但是糙米屬於全食物，沒有這方面的問題。維生素B群屬水溶性，若是攝取過多，身體會自然將它從尿液中排出。只要每八小時攝取一次，就足夠活化體內的維生素B群。

糙米與白米的成分比較　米飯一杯（約100克）

	糙米	白米	糙米的營養比（與白米相比）
熱量	165Kcal	168Kcal	98.%
維生素B_1	0.16mg	0.02mg	800%（8倍）
菸鹼酸	2.9mg	0.2mg	1450%（14.5倍）
鎂	49mg	7mg	700%（7倍）
膳食纖維（水溶性）	0.2g	—	—
膳食纖維（脂溶性）	1.2g	0.3g	400%（4倍）

（資料來源：日本文部科學省 食品資料庫）

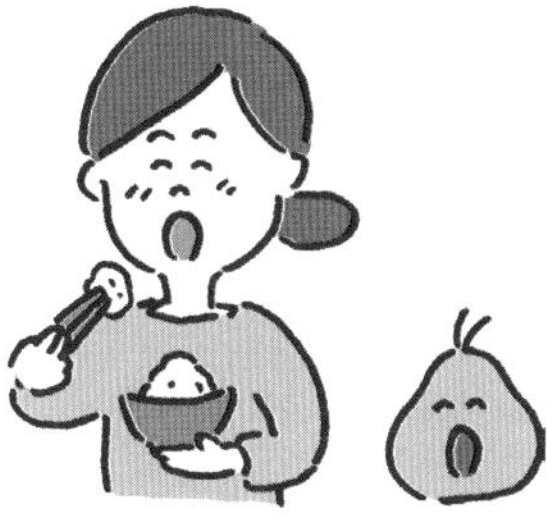

多數的便祕藥中都有鎂，由此可知，鎂有促進排便的效果。維生素B_1會將身體攝取的醣質轉化成能量，使人體維持精力。菸鹼酸是身體製造DNA與荷爾蒙時不可或缺的成分。不單對皮膚與黏膜有益，也能幫助分解酒精成分，使人不致宿醉。

秋

晚秋時請喝雞骨蔬菜湯

晚秋時要開始為冬天做準備，以使脾胃健康，補補肺。因此，此時可以增加食量，多吃些高熱量、高蛋白質的食物。如此才能強壯身體，因應寒冷冬季的來臨。

最簡單的食譜就是雞骨燉湯。先用雞架子煮好湯，再加入根莖類、洋蔥、西洋芹等自己喜愛的蔬菜繼續燉煮，以上是基本做法。如果家中有壓力鍋，請一次把食材全數放入即可。這樣可以把雞骨煮化，吃不吃都無所謂。

想要瘦身的朋友們，只要避免加入馬鈴薯等高碳水化合物的蔬菜即可。

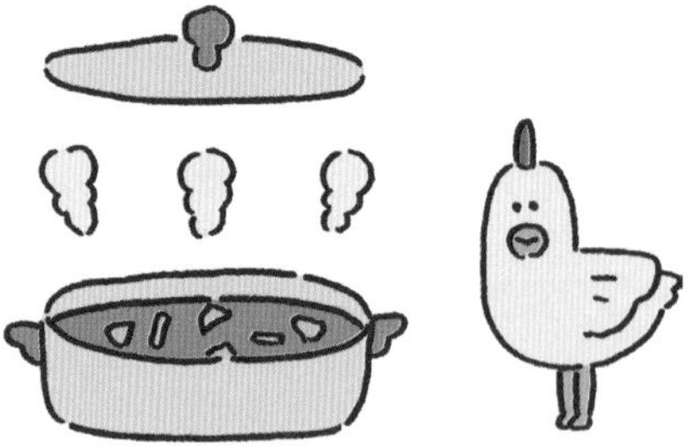

適合秋季食用的食材

秋季的氣溫與氣候都會急遽變化。因此，早秋、中秋、晚秋各有不同適合的飲食內容。接下來要為各位介紹適合的食材，請將這些食材當作是食療食材。

早秋（八月）

此時，具有甘味的食材有益養生。請盡量吃水果與蔬菜。辛味食物要少吃。

→辣椒、酒類、韭菜、蒜頭、生薑、蔥等，少量食用有助養生。水梨、蜂蜜、乳製品、番茄、白木耳、黑木耳、果汁、紅棗、薄茶。香蕉、豆腐、葡萄、蔬菜湯。

中秋（九月）

清爽又有些酸甘的食物較為適合。此時主要目的是養肺與陰的能量。

→蜂蜜、堅果、乳製品、白木耳、水梨。酒類則以少量加熱過的酒最適合。

晚秋（十月）

此時，以讓脾胃健康、補肺為目的。請增加飲食量、攝取高熱量與高蛋白質的食物。

→山藥、山芋、紅棗、鴨肉、雞肉。

第4章　冬季的養生
——十一、十二、一月

冬季時是天之陽氣遠離的季節。

萬物封閉並陷入沉靜狀態。

是個要緊閉身體門窗與守護身體的季節。

冬季傾向「消極」，就能平安度過。
運動時，千萬不要流大汗。
要緊閉身體的門窗，
盡量減低身體多餘的代謝機轉與體力的消耗。
如此，能重新回復
春夏季發散出去的能量。
此時，請備妥禦寒的萬全對策，專注於飲食養生，
切記，絕對不要勉強自己與身體。

冬

防寒重點在於洋蔥式穿著

冬季的養生基本重點在「保暖」。自古人們的養生重點就是「如何在寒冷中保護自己的身體」。然而，現今居住環境已大大改善，不再像古時候，人們已經能在的溫暖室內過冬了。

即使如此，戶外仍舊寒冷。因此，保暖對策的重點是洋蔥式穿著，讓身體週遭有一層層的空氣層。例如，在羽絨衣底下再穿一件薄羽絨，像是剝洋蔥般怎樣也看不到最裡面的樣子，以此方法應對寒冬。下半身的洋蔥式穿法，也是穿得不厚重的絕佳保暖法。嚴寒時，帽子也是聰明配件，可以防止頭部受寒。

有時即使在室內，雙腳也會覺得冷得受不了，此時，多穿幾雙襪子後會感到舒適，所以乾脆花點工夫穿上四雙襪子再穿上毛拖鞋吧。

初冬與寒流來的注意事項

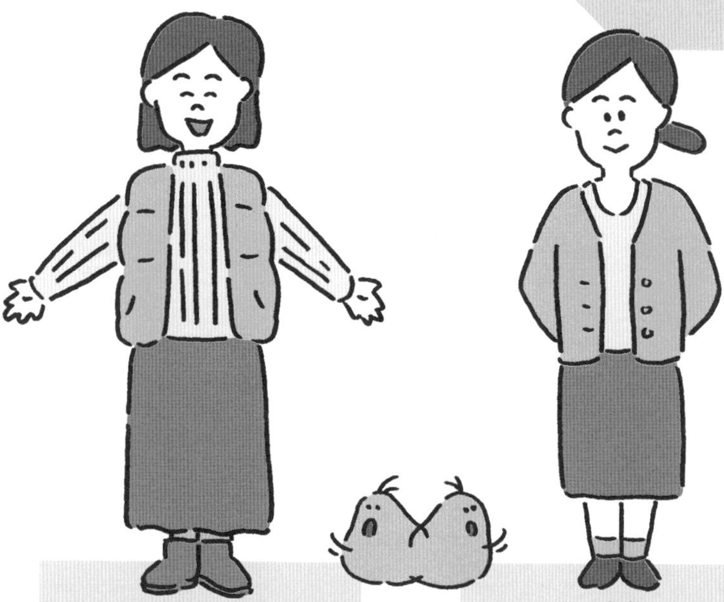

立冬
（11月6日左右）

立冬時請不要穿太厚的衣服

立冬是指冬天開始了。雖說如此，十一月天還沒到真正該穿厚重衣物的時候。所以內搭衣可改成冬衣，整體則還是以較薄的衣物為主。寒冷時，要記得巧妙使用圍巾與帽子。有時早晚偏冷，也請準備好外套，以備不時之需。

11月後半～

加強防寒對策

面對寒冷的天氣，只要由內往外一層一層穿上衣服就好，例如在內衣外穿上小背心，再穿上七分袖內搭或是長袖內搭，然後依序穿上襯衫、毛衣、羽絨背心、羽絨外套等。這麼一來，即使只穿較薄的羽絨背心或羽絨外套也有足夠的保暖功能。

毛巾熱敷輕鬆「補腎」

冬季養生最最重要的就是「補腎」。所謂的補腎就是補五臟的「腎」力。腎是人與生俱來的生命力所在處，所以以「生命力」來做比喻最為恰當。另外，**若腎冷，將無法正常運作，此時只要溫熱腎就能補充電量**。也就是說，補腎的基本是暖腎。腎的位置在腰的部位，所以暖腰很重要。

暖腎時，我們可以善用溫熱毛巾。熱敷的地方大約是兩手背在背後，前胸肋骨下方的位置。那個部位有**「腎俞」穴**（兩腰最細之處，背骨往外兩指處），下方就是腎臟。直接溫熱腎可以補充能量（腎力），溫灸效果也不錯，但由於在背後，自己看不到，用熱毛巾比較安全。

使用溫熱毛巾「補腎」的方法

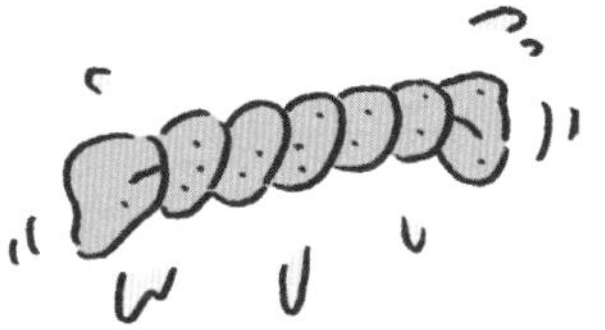

1 將洗臉毛巾沾濕擰乾。

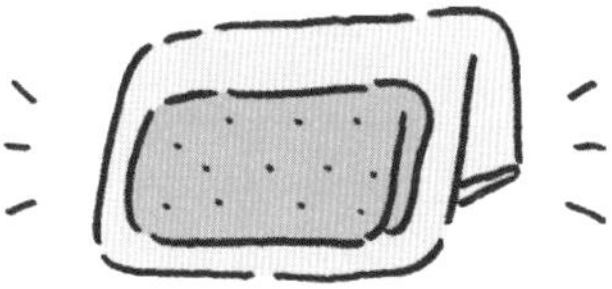

2 將毛巾摺成適當大小，裝入透明夾鏈袋中。盡量選擇薄一點的透明夾鏈袋，如此一來，才能保留毛巾的觸感，使用起來更舒服。

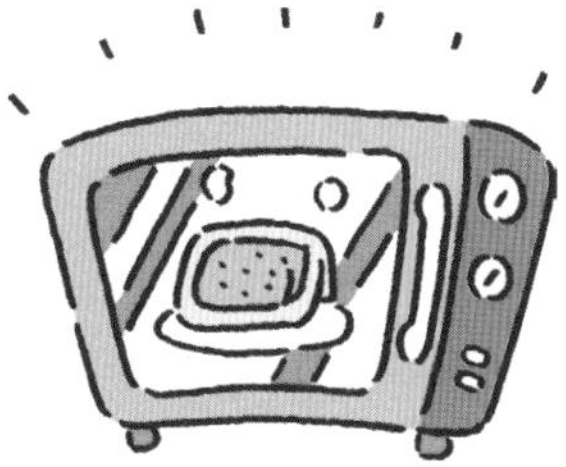

3 放入微波爐中加熱。如果放入夾鏈袋中的是一條毛巾，就加熱2分鐘，如果是兩條，就加熱3分鐘左右。

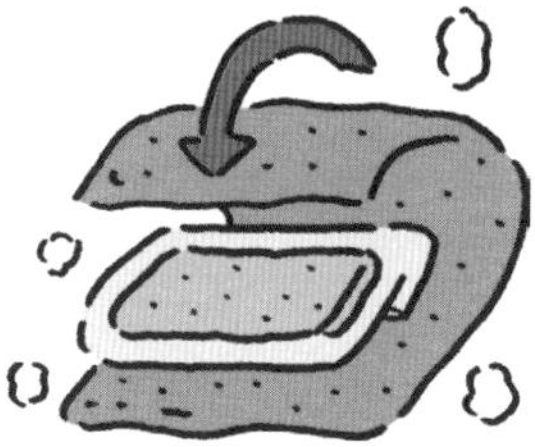

4 取出加熱後的夾鏈袋，外層再包上一條乾毛巾。

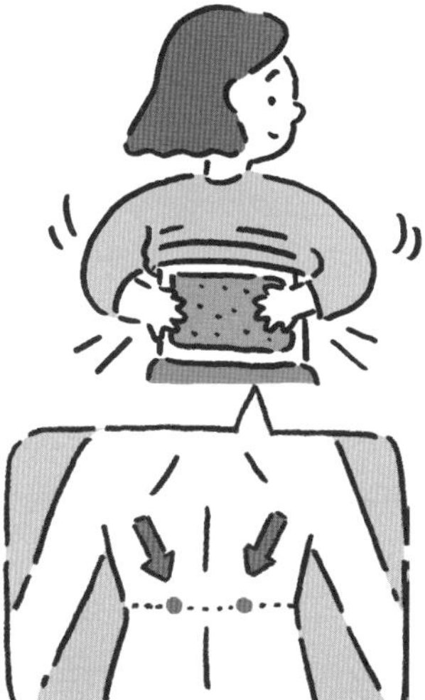

5 將溫熱毛巾對準後背的腎俞穴貼上。

※腎俞穴就在腰圍最凹進去的地方，從脊椎各往外兩指處。

冬季限定的睡眠瘦身法

冬季要「早睡晚起」，請在**九點左右進入被窩**準備睡覺，最晚務必在十點入睡。早上**則大約在七點起床**。藉由好好睡一覺，讓身體儲備好對抗寒冷的能量。

冬季時嚴禁勉強減肥，但在這個時節中，只要好好睡覺就可以瘦身。

此時，睡眠會消耗許多能量。睡眠時間增長，反而能讓這段只有睡眠沒有飲食的期間消耗更多身體能量。尤其是**冬季的寒冷更能提高身體的基礎代謝率**，因此除了此時，一年中只有這個季節是只要吃就會瘦。而且，由於只要消耗少少體力與精力就能度過，所以即使是在寒冬中，也能拿出活力，燃燒身體脂肪。

為了睡得溫暖舒適

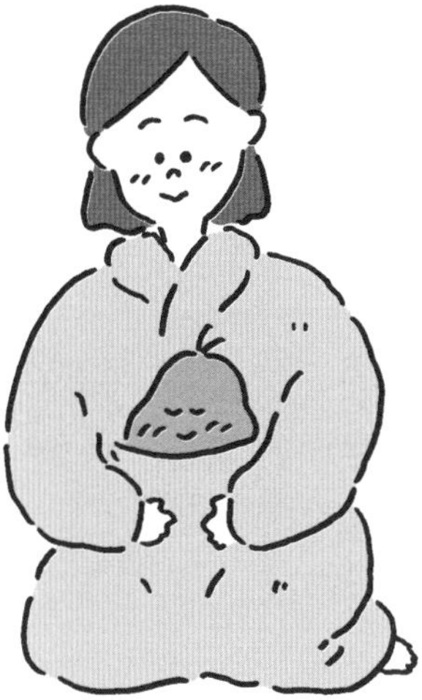

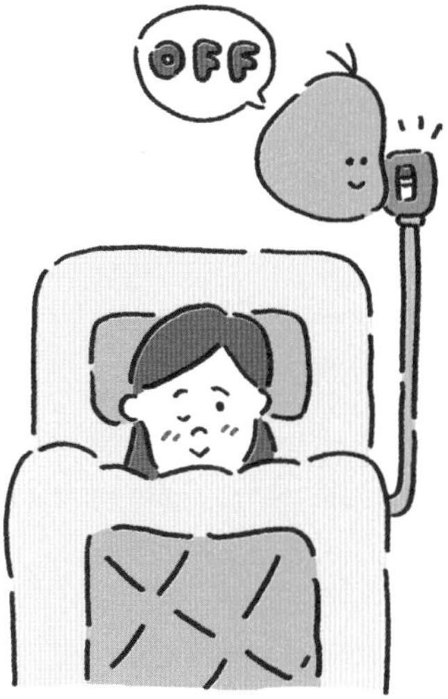

挑選適合自己的睡衣更添暖度

睡衣有很多類型：有長到腳踝的、有長到膝蓋的、有高領的背心款等等。材質有法蘭絨、100%有機棉、聚脂纖維等。請好好選擇適合自己又好睡的睡衣。

睡覺時要關掉電毯

睡覺時如果被窩冷，睡意很容易消失，因此在就寢前一小時或是三十分鐘前，可以先開啟電毯，溫暖被窩，然後在睡前關掉。電毯如果開一整晚會影響人體體溫的調節功能，也會影響睡眠品質。

睡覺時別忘了熱水袋

熱水袋是絕佳的保暖智慧結晶。只要把熱水裝入袋中，就能擁有一整晚的暖和。善加利用熱水袋的方法是放在腹部、臀部、大腿前側等接近身體軀幹部位以加溫身體。虛冷症首先會從腳冷手冷的症狀開始。人體一感到寒冷，身體會優先從軀幹開始升高體溫，因此送往手腳的血流會減少。如果我們**將熱水袋放在軀幹加溫，手腳也會跟著溫暖起來**。

如果覺得過熱，請把熱水袋移到旁邊。如果還是覺得熱，就請將熱水袋移到棉被外，過一會兒再放回來。若是坐著使用熱水袋，也要留意若是覺得太熱，就先拿開。使用熱水袋另一個要注意的重點是，千萬不要熱到流汗。請記得在「覺得快要流汗時拿走熱水袋」。

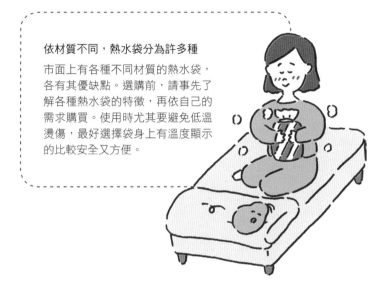

依材質不同，熱水袋分為許多種

市面上有各種不同材質的熱水袋，各有其優缺點。選購前，請事先了解各種熱水袋的特徵，再依自己的需求購買。使用時尤其要避免低溫燙傷，最好選擇袋身上有溫度顯示的比較安全又方便。

各種材質的熱水袋

	優點	缺點
鍍錫鐵製品	價格便宜、導熱性佳、可用爐火加熱	重量重、要小心燙傷、會生鏽
純銅製品	導熱性最好、保溫力絕佳、有殺菌作用	要小心燙傷、重量重、會生鏽、價格高昂
橡膠製品	質感柔軟、不會生鏽、容易使用、不太需要擔心燙傷、裝水容易、攜帶方便	保溫效果差（橡膠材質容易降溫）、耐熱度低於70度、容量少
塑膠製品	價格便宜、不需擔心金屬腐蝕、不太需要擔心燙傷	保溫效果差

冬

多吃肉

身體需要能量以對抗冬季的寒冷，因此請補充足夠的蛋白質。由此可知，冬季的養生重點在於多吃肉。一般人常食用的牛、豬、雞都是不錯的選擇，但最滋養的其實是羊肉、鴨肉、鵝肉、馬肉與鹿肉。

其中，**尤其推薦女性鹿肉**。男性食用鹿角（中藥裡，鹿茸有強壯精力的效果），女性食用鹿肉是最為養生。鹿的主食是豆類，因此我們可以想成是「**只要吃鹿肉，就能同時攝取到豆類的蛋白質**」。鹿肉兼具肉類與豆類兩種能量，是絕佳的滋養食材。

我喜歡用紅酒燉鹿肉，非常美味。

◎ 試著關注野味料理 ◎

野生肉類充滿了奔馳山野、翱翔天空的野性能量，是營養滿分的冬季美味。但為何只限於冬季呢？原因在於，日本的狩獵解禁時間是每年的11月到隔年的1到3月，在這段期間有很多鳥獸類動物。

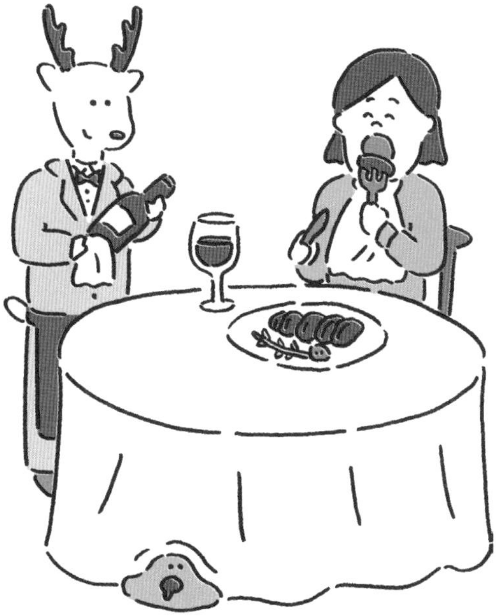

所謂的野味料理是指，以狩獵方式取得的天然野生鳥獸的食用肉類，法文稱為gibier。在歐洲，自古就是貴族的傳統料理，頗受當時人喜愛。而且，此類野味料理是只限於該貴族領地特有的料理，當然只限於上流社會的貴族才能品嘗得到，因此非常稀少珍貴。

只要到能狩獵的地區與週邊，不難發現專售野味料理的餐廳與居酒屋。有些車站附近偶爾也會販賣些所謂的有害動物與鳥類。如果有機緣遇到，請一定要把握良機品嘗一番。如此可以讓冬季虛弱的身體補充能量。

吃橘子補充維生素

冬季的養生要留意補充維生素。最容易補充維生素的方法就是吃橘子。依區域不同，橘子的採收時機也有異，日本本州是從十一月左右開始採收，大約可以採收到一月，整個冬季都能吃到橘子。

中藥材裡，將乾燥超過一年的橘子皮稱為「陳皮」，剛剝下來的則稱為「新皮」。如果有機會吃到無農藥的橘子，記得吃完果肉後，將橘皮與中國茶一起沖泡飲用。雖然新皮的營養成分比陳皮少，但因為皮的部分主要含有檸檬烯跟松油烯的精油成分，泡入熱水中可使這些精油溶出。檸檬烯跟松油烯能促進毛細血管擴張，增進血液循環，具有舒緩虛冷症與肩頸僵硬的效果。陳皮含有豐富多樣的多酚，比剛剝下的橘皮更能發揮改善血液循環的功效。

◎ 多吃小橘子 ◎

東洋醫學認為，小小的果實濃縮了能量，所以推薦大家多吃小橘子。尺寸小的，即使吃十個也只有兩百卡的熱量。如果想多吃點，就選吃尺寸小的橘子。

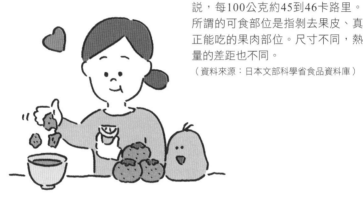

橘子的熱量，以日本溫州橘子來說，每100公克約45到46卡路里。所謂的可食部位是指剝去果皮、真正能吃的果肉部位。尺寸不同，熱量的差距也不同。

（資料來源：日本文部科學省食品資料庫）

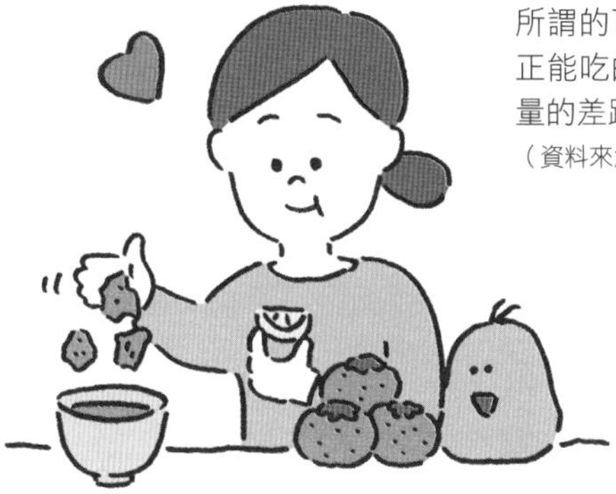

● 一個橘子的熱量（以日本溫州橘子為例）

尺寸	重量（帶皮）	重量（可食部位）	熱量
小（S）	約60g	約45g	20kcal
中（M）	約100g	約75g	34kcal
大（L）	約160g	約120g	54kcal
特大（LL）	約200g	約150g	68kcal

（可食部位以每100公克45卡路里來計算）

冬

腰痛、肩頸僵硬時請做毛巾操

請想像有人走在寒冬的街上，各位腦中的畫面應該是「該人將領子立得高高的，微微縮著背，邁出小小步伐」。人一冷，自然會拱起背或縮小步伐，總之就是全身都會盡量縮小動作。要抗寒，最好的做法是縮小身體的活動範圍，減少身體發熱以求達到最大效率。然而，這麼做容易造成腰痛、肩頸僵硬。讓我們用毛巾來做些體操，預防並改善腰痛與肩頸僵硬吧。

冬季時，不但皮膚變得乾燥、肌肉靈活度受影響，甚至連血液都會變黏稠。此時可以進行能促進血液循環的體操。只要使用毛巾做體操，就能各方面地活動肩膀四周與身體，也能輕鬆練就理想姿勢。

毛巾操這樣做

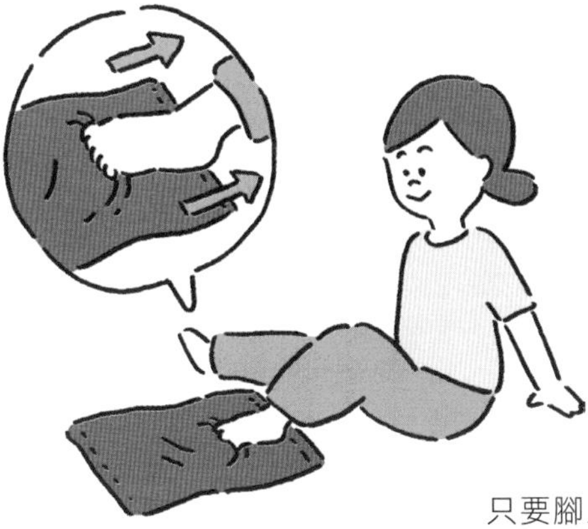

腰痛對策

讓腳趾頭與腳底的肌肉變得柔軟

只要腳趾與腳底的肌肉柔軟，不單是腰痛，還能事先預防膝蓋疼痛與腳踝的疼痛。將毛巾鋪在地面上，單腳踩在毛巾邊上，活動腳趾像蛞蝓般往前爬行，慢慢將毛巾的另一頭拉到腳邊來。左右腳交換進行。剛開始做這個體操時，記得在木地板上進行，因為在地毯上比較不易進行。

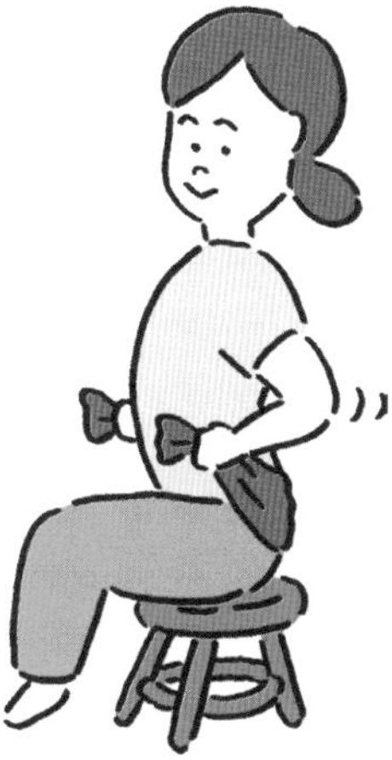

腰痛對策

挺出骨盆

將毛巾圍在腰部，兩手各抓緊毛巾兩端。試著將兩手往前拉，讓骨盆往前超過垂直線。維持這個姿勢並持續深呼吸。背骨順利成為S形時，就能分散頭部重量，改善肩頸僵硬。

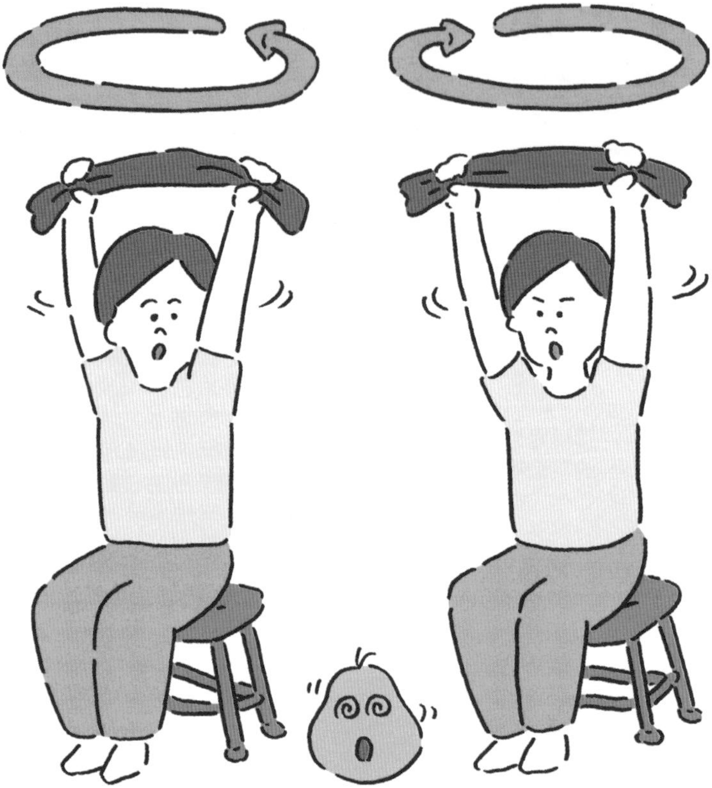

肩頸僵硬對策

轉動肩膀與手腕

兩手握緊毛巾，向上舉高，伸展手肘。首先將身體轉向右後方，再回正，共做五次。接著換左邊。請記得要轉動肩胛骨，轉得比頭還要後面，手腕也要跟著轉動。轉動身體時，記得要伸直手肘。

冬

泡腳可以促進荷爾蒙分泌與改善睡眠品質

冬季是「閉藏」的季節，氣血會深藏入體內，肌肉也會變得僵硬。此時，建議各位可以泡腳。泡腳的時間可以比泡澡的時間更長久，因此可以從腳部開始慢慢讓氣血循環變好。每次泡腳的時間建議以十分鐘為佳。你應該可以感覺到，全身的血液循環變好了。

一天中，泡腳的最佳時間是睡前兩小時。臨睡前泡腳，氣血循環會變得過於活絡，反而很難入睡。但是泡腳兩小時過後，原本活絡的氣血循環會穩定下來，就能放鬆入睡。此時，元氣、體內水分與荷爾蒙的分泌也會獲得調整。

有些女性在冬季時，會感覺到女性荷爾蒙分泌紊亂，比方說，生理期提早或延遲、生理痛等等。此時記得泡個腳，好好睡一覺，調整一下身體吧。

◎ 泡完腳，再按摩腳底穴位 ◎

腳底有許多與臟腑對應的穴位，泡腳後，建議按一下腳底穴位。按按會痛的穴位，再揉揉整個腳底。如果覺得麻煩，請直接使用泡腳專用桶。

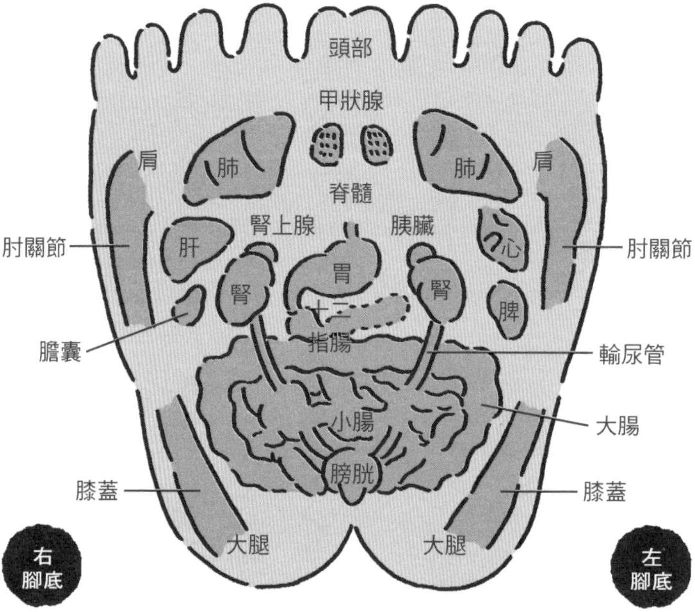

泡腳時，在水中加入花、精油或是中藥能提高效果。在中國，有專賣泡腳的中藥方，日本卻不容易找到。但有個替代的方法，就是以泡澡用的泡澡包代替（泡腳的用量比泡澡的用量少）。德國也有以藥草泡澡的類似文化，如果找得到德國的精油泡澡包也很好。香氛能帶給大腦很好的刺激。

特別推薦的腳底穴位

第二隻腳趾內側，也就是蓋腳印時會印到的那個部位。將第二腳趾往內折，腳趾尖對應處是里內庭穴。

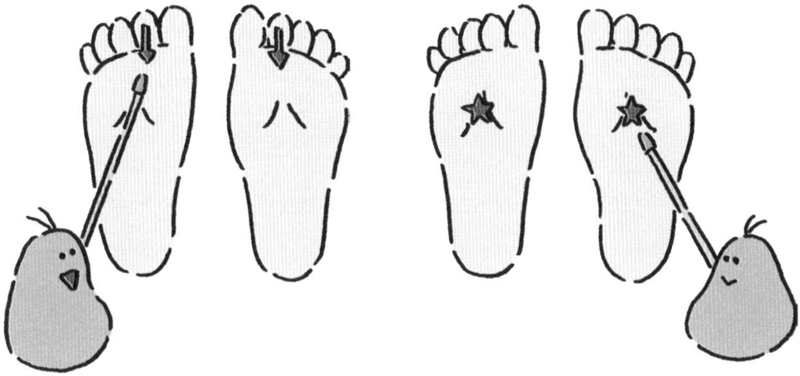

按壓里內庭穴能穩定女性荷爾蒙

里內庭穴正好位於胃經穴位「內庭穴」的正後方，因而得名。強烈刺激里內庭穴，可以使女性荷爾蒙分泌穩定，對於緩和孕吐也極有效。如果有月經不順、不孕症的狀況，建議可按壓此穴位。另外，這個穴位也有讓人頭腦清明、活化記憶力的效果。

按壓湧泉穴就能有好眠

「湧泉穴」位於腳底正中央，按壓這個穴位會讓腎變得很有精力。湧泉穴正如其名，是使人體氣力如泉湧般湧出的穴位，尤其腎是生命力之源。只要身體溫暖，入睡狀況就會轉好，也能改善失眠。後背或是腳部疲勞、身體虛弱的人，非常建議好好按壓湧泉穴。

冬

請面向「太陽」思考

冬季時，日照時間縮短，夜晚變長。這表示**陽的能量變弱，陰的能量增強，因此，在寒冷的冬夜裡，人容易感覺寂寞，思想也容易傾向負面，變得憂鬱**。此時，請在白天時留一段時間給自己，面向太陽思考、讓思緒流轉。只要抬頭望太陽，視野上抬，想法就會比較正面，也容易生出許多活潑的企劃與發想。記得，白天的積極思考可留到夜晚時好好發酵。

古人說：「君子面南。」自古，地位高的人或是德行高的人都是面南背北而坐。這就是所謂的「坐北朝南」，也就是**向著太陽而坐，如此就能具備絕佳的判斷力**。

確認自己的方位是不是「坐北朝南」

感到心情鬱悶或是需要下重要決斷時，請坐在房屋正中央以看到全室，同時背向北邊，面朝南邊而坐（也可以用指北針來確定方位）。如此，應該能得出一個好結果。

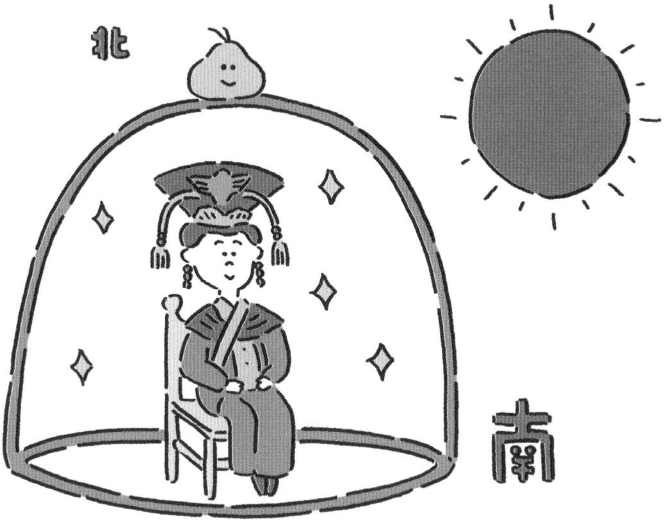

東洋思想的基礎建立在陰陽二元論上，並認為太陽是絕對的「陽」。想大量補充陽的能量時，太陽就非常重要。一般來說，決斷力跟推動事物前進的動力都屬陽，所以我們需要常常補充陽的能量。那麼，受到太陽動力影響最少的北方為何會是德行高的人的方位呢？那是因為古人相信，陰暗沉靜的場所有讓事物穩定下來的力量。另外，自古中國會將正妻的居所安置在北方，日本也稱正妻為「北政所」或是「北方」。抑制北方，面向南方才是統率事物的基本。

冬

參加宴會聚餐前，請按壓這些穴位

年頭年尾總有一大堆的餐會，如聖誕節、尾牙、春節、喝春酒等，大家應該都疲於奔命吧。在這裡，我要向大家介紹跑攤時超有效的穴位，可以讓大家「精神飽滿、酒量好、預防口臭」。

首先，讓我們借用一下，與快樂關係密切的臟腑「心包」之力。**心包是繼五臟之後的第六個臟，大約等同於五臟的「心」**，但心包指的是包覆心臟的膜與袋。心包沒有實體，所以另一個說法是，心包或許等於胸腺。心包與心都滿溢著陽能量，尤其是在心包最活躍的時間帶（晚上七點到九點）時按壓其能量會流過的穴位，效果更好。

心包能量會流過的穴位分別是，讓人全身充滿精力的「天池穴」、防止嘔吐的「內關穴」、有效預防口臭的「大陵穴」。

年頭年尾聚會時的好用穴道

只要在每個穴位上各輕輕地邊按邊揉約一到三分鐘，非常簡單。

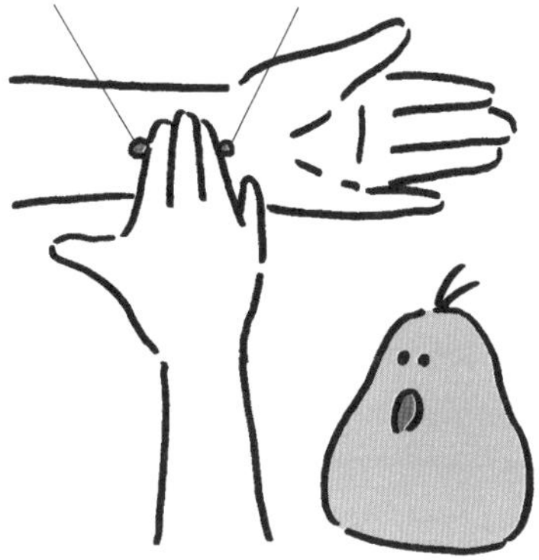

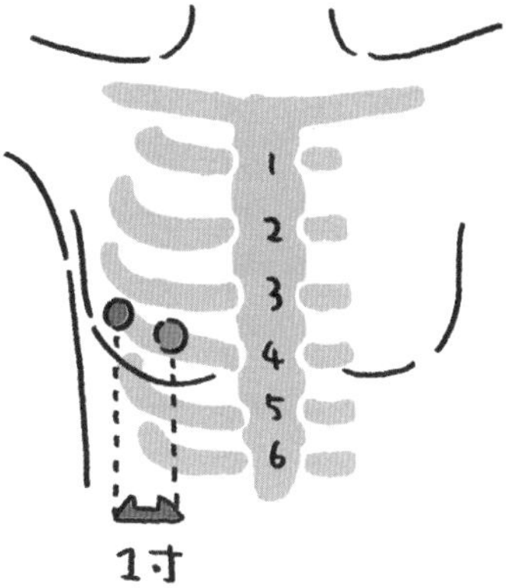

嘔吐與暈車暈船時按內關穴 預防口臭按大陵穴

大陵穴位於左手手心朝上時，手腕皺摺線上的中央處。從中央處再往左三個手指幅處則是內關穴，也就是約位於兩寸的地方。女性按揉這兩個穴位時，要由右至左。

提升精力要按天池穴 讓全身有活力

提升精力要按天池穴。天池穴位於胸前乳頭外側一寸（約是大拇指寬度）的地方。按壓時，請左右胸同時進行按壓約一到三分鐘，如此可以讓人精力充沛，順利度過忙碌的年頭年尾。

虛冷症請用熱生薑溫熱身體

在西元前五百年的中國，人們已經知曉生薑的藥效，並且能充分運用。生薑的主成分是薑醇（gingerol），但一般廣為人知的是能暖身體的薑酚（shogaol）。新鮮的生薑中幾乎不含薑酚，**必須經過加熱或是乾燥，薑醇的一部分才會變化為能產熱的薑酚**。生薑的產熱能力是持續不斷的。也有人說，**生薑的熱約有三到四週的保溫效果**。生薑不但能入菜，也能做成生薑茶供人飲用。薑醇還有提高人體免疫力的功效。某醫學報告更指出，薑醇也有增加白血球的作用。

順帶一提，新鮮的生薑能將體內的熱運送到四肢，使身體不容易冷卻，是適合冬季食用的食材。

飲用梅干薑番茶維護身體健康

梅干薑番茶是用番茶加上日本梅干與生薑、醬油沖泡而成的茶，是日本自古以來的健康茶，感到身體不適與疲勞時飲用，可以提升免疫力，溫暖身體。另外也能健胃整腸，緩和孕婦的孕吐。

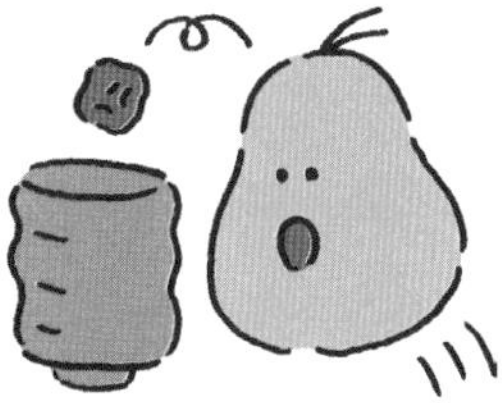

1 將日本梅干放入杯中（梅干中的籽亦可保留）。

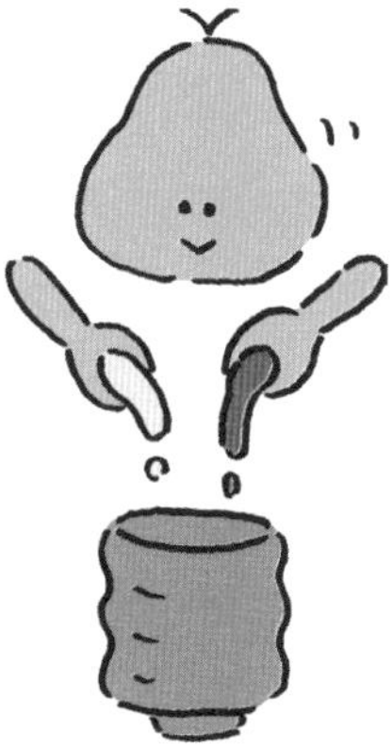

2 生薑汁與醬油（生醬油最佳）各一小匙，放入①的杯中與梅干混和均勻。

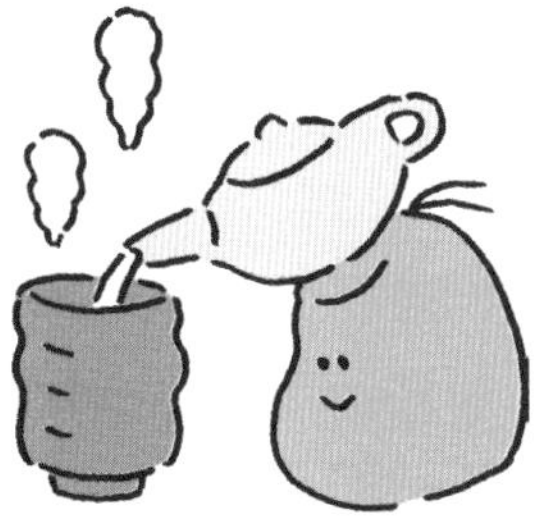

3 在杯中倒入熱番茶（以三年的番茶為佳），與②混合均勻。

趁熱飲用。一早起來喝一杯，有益健康。

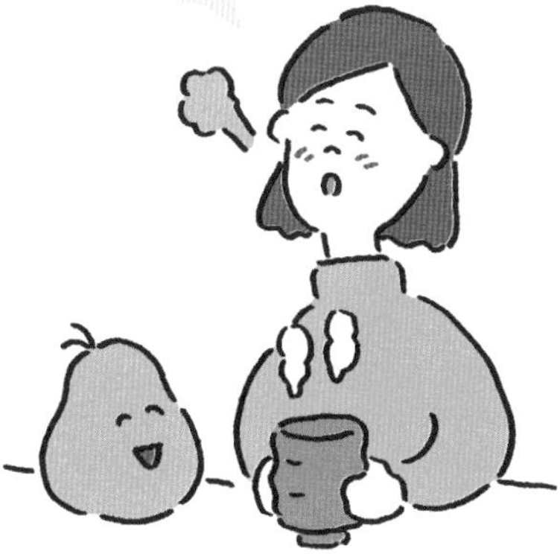

冬至要過得悠閒

依據日本古老的智慧，冬至（約是十二月二十二日）時要泡柚子浴、吃南瓜、不工作、安靜度過。到了現代，雖無法隨心所欲請假，但請務必要泡個柚子浴，悠閒度過。

有句話說「冬至一陽生」，指的是冬至是一年中白天最短的一天，這一天陰的能量到達最高點，也是新的一年的陽的能量開始萌生的起點。從這一天起，白晝會一天比一天長，春天也即將到來。另一方面，冬至也是冬天的開端。最寒冷的冬季來臨時，人的身心會轉趨內斂、休養生息，以等待春天的來臨。如果您具有以下症狀：體質虛弱、月經不順、嚴重生理痛、過敏性皮膚炎或是花粉症等過敏體質，為了讓身體知道春天即將來臨，請開始飲用在春天那一章介紹過的「玫瑰茶飲」。

少吃麻糬，改善身體搔癢

自古，對於麻糬的甘味就有「滋養強壯、止痛、消毒作用」的說法。尤其日本習慣吃麻糬的正月時節，正是一年中氣溫最低的時候。原本就體弱的人，請多吃吸收快又營養、耐飢時間長的麻糬以溫暖身體。另外，有越來越多人一到冬天就覺得身體發癢、容易得蕁麻疹。搔癢的主因在於「濕熱」與「乾燥」。這是由於水瘀阻於體內，熱也積於其中，降低了皮膚的滋潤功能。感覺皮膚搔癢時，就表示吃了過多的熱性飲食，此時要停止吃麻糬，等癢感舒緩了，再開始少量食用。

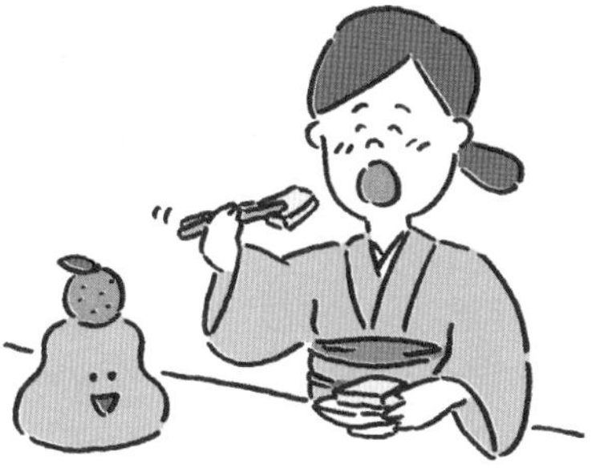

冬

大寒時，請吃以蔬菜為主的粗食

大寒（一月二十日左右～二月三日左右）是冬季最後一個節氣。在寒冷的冬季要滋養身體，此時，人們會吃比較多的肉類等高蛋白質的食物。溫暖身體是好事，但**過度食用高蛋白質的食物會增加肝臟、腎臟、大腦的負擔**。一旦吃得過多，身體會出現反應，待春天來臨，就會出現腸胃不適。但有時不是反應在腸胃，而是後背疼痛或是胸口痛。有高血壓、腦中風、狹心症、心肌梗塞病史的人要特別注意。

大寒時，建議各位以吃煮熟的蔬菜為主。有一種藥草粥叫做七草粥，不限定非得在一月七日才能吃，平常也應該要常吃。此外，也請多吃小米、燕麥片、燕麥、紅米、黑米等穀物類，只是要特別注意，食用時要煮成雜穀粥，或是煮成容易咀嚼、吸收的料理，好讓身體能好好吸收營養。

「七草」(1月7日)是新年最初的五節句

這是個祈求無病無災的日子。七草中的七種植物可以滋養疲乏的脾胃,可以放入粥裡煮成七草粥,不過,若是考量到各食材的藥效,也可將單一種或是組合多種食材做成涼拌菜。

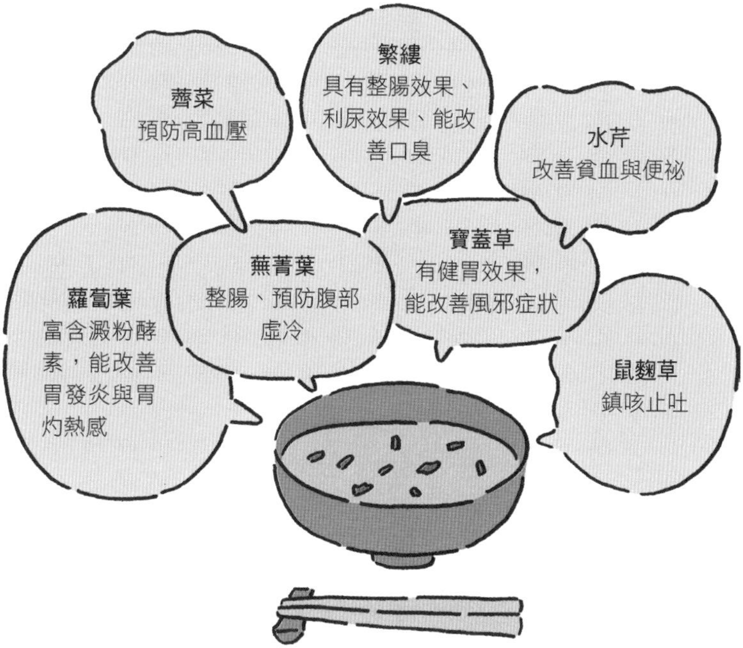
薺菜
預防高血壓
繁縷
具有整腸效果、利尿效果、能改善口臭
水芹
改善貧血與便祕
蘿蔔葉
富含澱粉酵素,能改善胃發炎與胃灼熱感
蕪菁葉
整腸、預防腹部虛冷
寶蓋草
有健胃效果,能改善風邪症狀
鼠麴草
鎮咳止吐

大寒時的當季蔬菜有小松菜與水菜。小松菜富含維生素C、鐵質與鈣質,營養價值超過菠菜。水菜也富含鈣質與維生素,而且價格便宜,冬天時可常吃,但由於天氣寒冷,所以小松菜跟水菜基本上都要煮熟再食用。水菜尤其適合拿來煮火鍋。冬天最好不要吃生菜沙拉。大寒正是一年中最寒冷的時節,建議盡量減少食用菜葉類,多吃些根莖類蔬菜與芋頭。自古人們就把七草與山菜拿來做為攝取維生素與鈣質的主要來源,以補足少吃的葉菜類。

冬

吃豆類補充女性荷爾蒙

節分是冬季轉春季時一年中最後一日（二月三日）。節分時的食物，依各地風俗各有不同，其中最容易拿來補充營養、對女性最好的食材要屬炒過的大豆，日本稱為福豆。

大豆中含有異黃酮，其與女性荷爾蒙的雌激素結構相似，因此有相似的功效。**雌激素與女性的月經與懷孕關係密切，雌激素正常分泌時，人的頭髮與肌膚會具有光澤、血管柔軟、骨骼健壯**。然而，隨著年齡增長，雌激素的分泌會越漸減少。通常，女性荷爾蒙的分泌在三十歲後期至五十歲前會有激烈變動，之後會逐漸減少。一般稱為更年期的時期，心神較不穩定，日本現在稱之為「搖擺期」。此時，攝取大豆可以幫助穩定自律神經。

用高蛋白質的大豆來養生

除了異黃酮，大豆還含有其他重要的營養素——蛋白質。大豆有個稱號叫做「農田裡的肉」，營養價值如同鯖魚、竹筴魚、豬肉與雞肉。煎烤之後，受到破壞的營養價值非常少，這是大豆的優點。

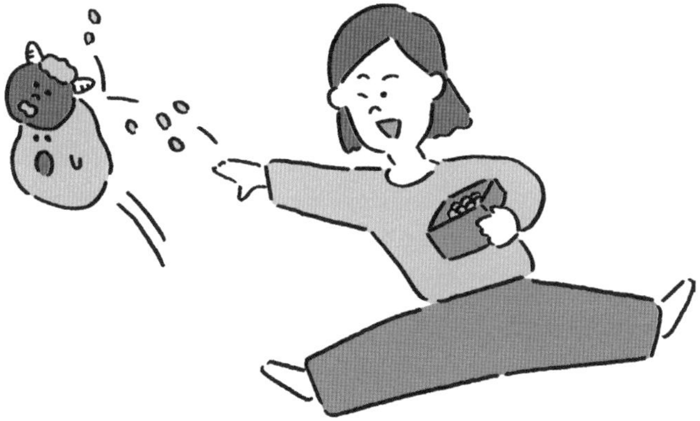

原來，所謂的節分是指分開季節，另也有春夏秋冬各個季節開始（立春、立夏、立秋、立冬）的前一天之意。尤其是特指一年之始——立春（2月4日左右）的前一日，現在日本已經將2月3日訂為撒豆節。
另外，日本還有在節分吃豆子的習慣，據說吃下與歲數相同數目的豆子可以驅邪避凶。每100公克的大豆約含有33克的蛋白質，所以體重60公斤的人，一天只要吃200公克就足夠一日所需的蛋白質。各位請趁著2月，經常吃些福豆（炒熟的黃豆）吧。

第5章　全年的養生

在這一章裡，要向各位介紹一些一整年都可用的養生法。

這些訣竅所有人都可以學習使用，並且能夠增進健康。

身體出現變化、
內心希望有變化、感覺身體不適、
想要檢查看看身體的不適之處、
希望能夠永久保持精力時，
隨時請從感興趣的部分開始閱讀，
隨意嘗試看看各種養生法。
如果實行後效果不錯，
請務必持續養生。
因為即使是小小變化，也會因為時間累積，
逐漸調整好身體與心理。

全年

●心理篇

運用五感找回身心平衡

東洋醫學認為**人的精神活動是基於「五神」**。五神是指，由天（氣候、太陽）授予的「德」與由大地授予的「氣」兩者合成的「神氣」（主司生命活動的氣）。神氣分為五種，分別各收納在魂＝肝、神＝心、意＝脾、魄＝肺、志＝腎等五臟之中。

其中，「魂」與「魄」如同鐘擺。鐘擺律動良好地擺動時，表示人的身心平衡。鐘擺的運作停滯，變得只偏向某邊時，則表示身心之中，有某一方或是兩者皆有不平衡。此時，就需要給予身體稍微強一些的刺激，重新讓鐘擺開始擺動。使用視覺・聽覺・嗅覺・味覺・觸覺等五感就能簡單給予自我利激。只要五感滿足，身體就會重新開始恢復良好律動。

◎ 五神的不同功能 ◎

知覺與精神活動的中樞稱為「神」，是五神之最。主要控制人的情緒、表情、肌肉活動、心臟脈動與呼吸等基本功能。而「魂」跟隨「神」，負責人的意識層面。

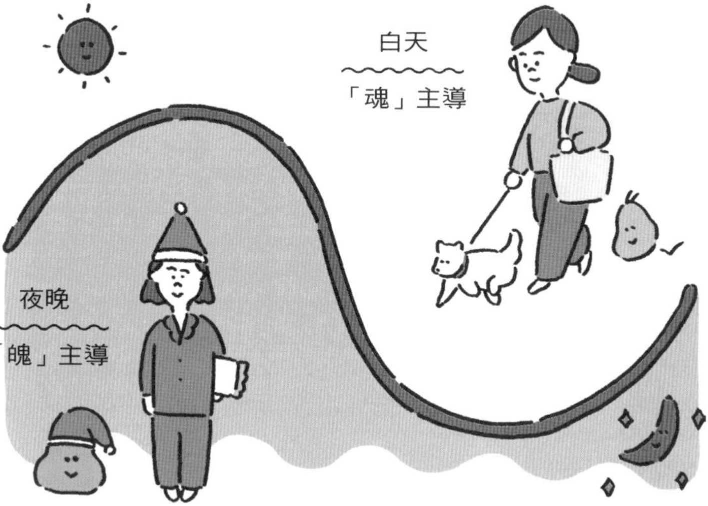

睡眠時，「神」的掌控變得薄弱，因此人會作夢也會有幻覺；「魄」則是主掌人本能、動物性的一面；「意」會簡單地記憶「神」，主掌無法達成決定的思慮部分；「志」則是讓已經決定了的事繼續往執行面前進的動力。

「魂」與「魄」分別與交感神經與副交感神經有很大的關係，前者會帶來「活動、興奮、攻擊、緊張」，後者則會帶來「休息、放鬆、睡眠」，正是由於此兩種相反效果互相拮抗，人的身心才得以保持平衡。一般，白天由「魂」主導，夜晚則由「魄」主導。因此，一旦夜晚無法好好睡覺，就會破壞原有的平衡，身體容易出現頭暈目眩、起立型頭暈與失眠等自律神經失調所導致的症狀。

●心理篇

心情好有助五感滿足

所謂的五感是指，視覺・聽覺・嗅覺・味覺・觸覺等。各位是否曾因五感運作正常而感到幸福呢？那樣的經驗又是在何時體驗到的呢？以我為例，我立刻能聯想到以下的事情：

看見「月亮」就想起在遠方的心上人。

「鳥兒求偶的鳴叫聲」令人感受到季節，沉醉於「花」香。

品味「料理」，感受到廚師的心意。

「柔和的風」，令人感受到自然的氣息。

一旦五感受到刺激，「思考」乍然停止，感情波動變強，「感覺」「自然運作」。這樣的過程，可以令人放鬆與消除壓力。

◎ 運用五感可以減低壓力 ◎

工作時打開五感，可以減少煩惱，也可以減低壓力。重要的是，不光只是用大腦思考，而是用身體去感覺。做菜時，如果只是光用想的去做，並無法讓人情緒穩定，反之，如果打開各種感覺去做菜，一定會增加樂趣。

視覺

幫助人從食材的顏色變化判斷用火大小。該如何調整爐火，以及料理是否已經完成。

聽覺

聆聽食材製作時從鍋裡發出的聲音。一般是靠鍋裡水分沸騰的聲音來決定火侯大小、加熱時間，以及起鍋時間。如果鍋中沒有聲音，有可能表示火熄了。

嗅覺

鍋中食物冒出香氣時，表示已經烹飪完成，準備起鍋。嗅覺也能幫忙判斷鍋中食物是否燒焦或是否煮熟。

味覺

烹飪時，試味道以一次為限，也就是在即將起鍋前，試吃看看，如果需要調整，稍微調整一下就可起鍋。請記住，試吃後，避免多次加入調味料。

觸覺

只要手碰到食材就算開始料理了。此時，要決定如何處理食材。如果是需要加熱的食材，先用手摸過後再決定烹飪時的軟硬度，這也是決定關火時間的關鍵。

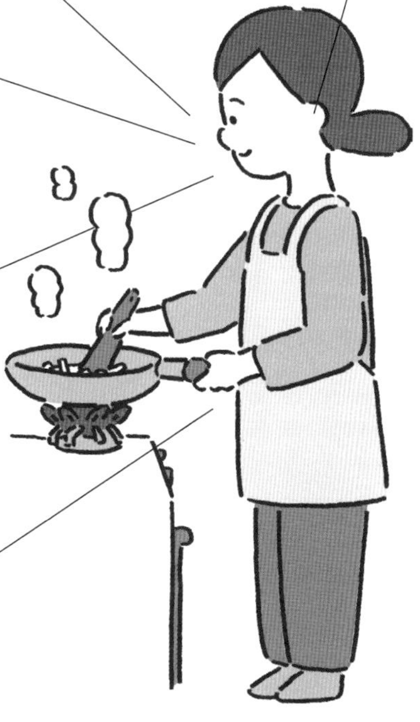

●心理篇

運用色彩刺激視覺

視覺占大腦活動的百分之八十，也就是說，人類是受視覺影響的生物。據說，人類能辨識出一萬多種顏色，尤其是日本人，自古以來就熱愛自然色調。比如說，光是一個「紅」色，就有各種名稱與色調。除了眾所周知的赤色、紅色、朱色，還有茜色、鴇色、海棠色、東雲色等等，光是紅色的豐富程度就足以出版一本書。

顏色是光，也就是波動。太陽的光線是由各種波長的光聚集而成。依光的波長不同，顏色也會有異，從波長最長的開始排列，依序為紅、橙、黃、綠、藍、靛、紫。光的震動會傳達到人體，所以色彩會影響人體。因此，看著某種顏色，有助於調整身體狀況。

◎ 影響身體的色彩能量 ◎

色彩會影響身體，所以我非常建議各位多看自己喜愛的繪畫與書籍。另外，外在的穿著與妝容會影響周遭的人們，所以我將色彩所具有的能量匯集成下表供各位參考。

紅色	「火」的顏色。有燃燒的能量，為人體帶來強大的能量，讓人恢復生氣。抗老時不可或缺的顏色。	紫色	混合了藍色與紅色的力量。擁有「木」與「火」兩者的力量，所以自古人們稱紫色為高貴與神聖的顏色。有助於深層冥想。
橙色	混合了紅色與黃色的力量。活潑且溫暖。能增進食慾，促進人際關係。	白色	「金」的力，代表收穫。看到白色就讓人感到幸福、清純、真實。
黃色	「土」的力量。屬於破壞與創造的能量。使人排便順暢、產生希望，也能增添智慧。人們喜愛孩童，據說是因為孩童具備了黃色能量。黃色同時也是喚起注意力的顏色。	黑色	「水」的力量。讓人聯想到大地深處靜靜孕育著的生命。令人感到厚重與威嚴。陰的能量強烈，適合二十多歲的人，但超過三十五歲，黑色反而讓人能量衰弱。穿著時請小心。
綠色	混合了黃色與藍色的力量，屬於草木的顏色，代表療癒與成長的安穩。綠色是中間色，是刺激少的顏色，因此，不適合想要奮發努力時使用。	粉紅色	粉紅色是母親子宮的顏色，代表沒有戒備、戀愛與女性化。想要提升戀愛運的人可以積極使用這個顏色。粉紅色是令人想吃甜食的色彩，所以想要瘦身者請小心。
藍色	「木」的力量。蓬勃成長的力量。是能提升集中力、提高信賴度的顏色。對於身體來說，有鎮靜與抑制的效果，也能緩和腹瀉。		

全年

●心理篇

關掉聲音，鍛鍊「聽覺」

一說到聽覺，就令人聯想到音樂。每個人喜好的音樂各有不同，想聽音樂時，選擇自己喜愛的音樂即可。現在，我們很容易就能獲得收錄有自然界音樂的CD音樂。全然拒絕人工的聲音，聽聽蟲鳴鳥叫、水聲等自然界的聲音也不錯。說不定聆聽時，還能聽到從未曾聽過的樂音。這種「意外」的收穫，對於穩定精神很有幫助。

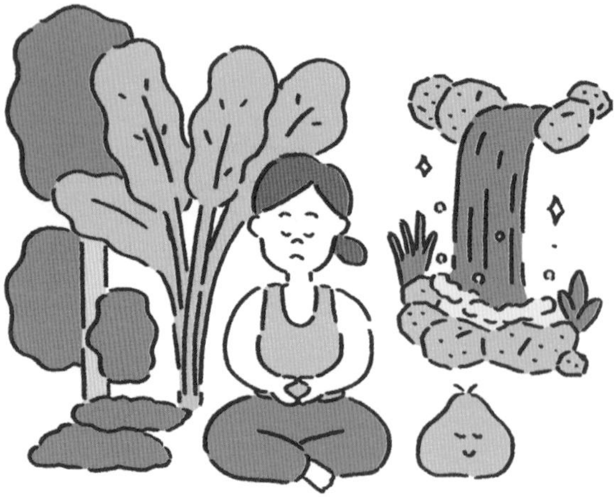

●心理篇

身體在瞬間對香味有反應

嗅覺的傳遞速度最快，低於〇．二秒，與其他感官不同，嗅覺的神經訊號不會傳遞至大腦的新皮質（像人類的進化腦），而是直接傳遞至舊皮質（大腦邊緣系統）。舊皮質是兩生類生物所具有的原始腦，掌管本能。因此，**在五種感官中，嗅覺是最為本能的**。大腦邊緣系統掌管情緒、食欲與記憶，神經訊號會傳達至下視丘，影響荷爾蒙分泌、自律神經運作與免疫力高低。即使香氣的成分非常微量，也會經由鼻子傳達至肺部，進而至全身。**香味會直接影響人體**。

日本人自古就愛用薰香，喜愛從香氣中感覺好心情。焚香是種選擇，或者也可以在泡澡時使用肥皂或香氛精油。請各位試著尋找適合自己的香氣吧。

●心理篇

味覺重設，精神也能煥然一新

若是偏愛鹹味或是味道濃郁的食物，味覺容易鈍化，判別功能也會降低，久而久之就需要更鹹、口味更濃郁的食物，才能感覺到味道。如果想要讓味覺煥然一新，可以藉由飲料來改善。此時，最佳選擇就是無味的水。為了鍛鍊味覺，請在日常生活中喝溫水。除了水，還可以喝茶。如此，入口的食物將會更美味。

有一種說法是，人一旦習慣了重口味食物，「就會變得情緒化，容易生氣」。**味覺與「舌頭」相通，與「心」關係密切**。因為味覺的偏好與精神相關，重設味覺連帶地也能重設心神，所以請開始喝水吧。

●心理篇

透過撫觸能產生信任與安心感

觸覺與其他五感不同，不只侷限在某個部位，而是遍布全身。也就是說，觸覺的感覺器官是皮膚。皮膚受到刺激的同時，也會刺激大腦。之所以推薦進行乾布摩擦，就是基於這個理由。

與人接觸有益身心。我們常聽說，養兒育女要記得「每日一抱」，尤其是能與最愛的人或是信賴的人有肌膚接觸，是穩定情緒的絕佳良方。有些言語無法傳達的事，藉由肌膚接觸也能傳達心意，就像我們與動物接觸時一樣。

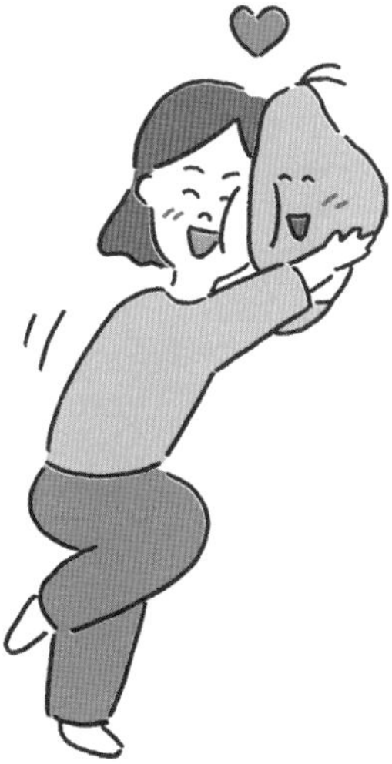

P176 安定心神 控制情緒
P177 安定心神 自律神經失調 調整荷爾蒙

●心理篇

每月讓自己放空一次

相信大多數人每天都為了工作與生活忙忙碌碌。建議各位每月找一天讓自己完全「關機」，讓那一天只屬於自己，沒有工作也沒有家庭。「關機」日當天，請盡量不要排入任何行程，悠閒度過。即使必須排入行程，也盡量以自己可以控制的行動為主。唯有放空自我，才能讓自己煥然一新。

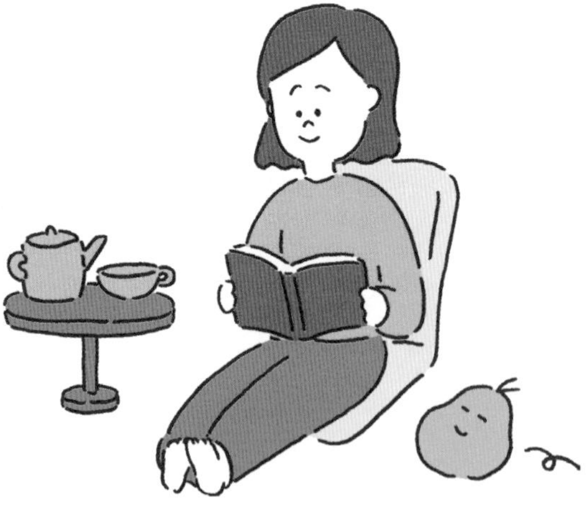

●心理篇
遇到困難時，請選一條全新的道路

遇事感覺窒礙難行時，請放下一切，出去旅行。藉由離開一成不變的生活，去到全然陌生的地方，就能活化大腦。想要出去旅行時，我推薦先看看易經，找出吉方。比方說，遠離都市，處於大自然中，將會帶來好運。

如果實在擠不出時間或是沒有精力出去旅行，那麼可以在回家前，提前在一個從未到過的車站下車，或是去從未去過的商店購物，採取與平常全然不同的行動方式也可以活化大腦。要知道，即使現在對人生感到迷網，但這絕不是人生終點，之所以會感到迷惘，是因為用了慣常的方式思考與行動而已。只要改變眼光，勇敢去體驗全新經驗，思考面向就會大大改變，原本感到無路可走的窒礙狀態自然會出現轉機。

P178 慢性疲勞 轉換心情
P179 慢性疲勞 轉換心情 轉換想法

●心理篇
心情低落時，從太陽獲取力量

我在前面的春天章節曾提過，如果能早起外出曬曬太陽，就能吸收到「陽」的能量。各位若感到心情低落、鬱悶時，體內「氣」的循環也容易堵塞，多曬太陽則可活絡氣的循環。請大大地深呼吸，因為**太陽是最大的「陽」的能量**。我在冬季那章也提過，朝向太陽思考，就能想出積極的創意。

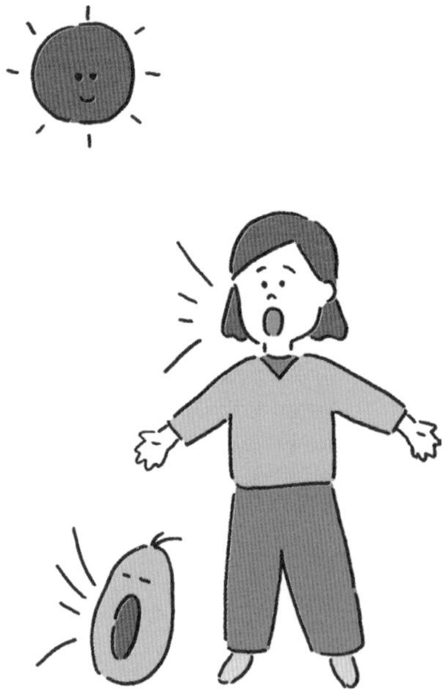

●心理篇

猶豫不前時，請補「膽」

所謂生活，就是一連串的「決定」。有時候，特別是那種明明心裡不排斥，而且凡事都順利的時刻，更容易令人突然間感到疲乏，從而想要逃脫目前的狀況。這就表示，此時人**五臟六腑中「膽」的力量不足**。東洋醫學中，與「膽」相表裡的臟腑是「肝」。肝與膽，從味覺來看，屬於酸，所以此時請喝醋。

再進一步從穴位來看，可按壓膽經的原穴（就是十二經脈經氣所經過、停留、出入的穴位），也就是「丘墟」穴。按壓這個穴位不僅有助提升決斷力，也有助於身材苗條。

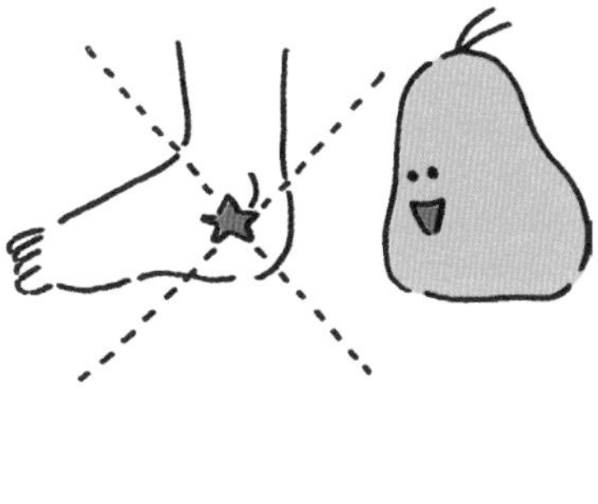

●心理篇

運用五行控制情緒

事物的變化與平衡是基於五行（請參考第二四六與二四七頁）相生相剋的關係。所謂的**「相生關係」是指，五行之一與另一個五行間有生成與保護的關係**（木生火、火生土等）。**「相剋關係」是指，五行之一與另一個五行間有抑制的關係**（木剋土、水剋火等）。以下介紹以五行相生相剋關係衍生而來，能簡單控制情緒的方法。

- 發怒、焦躁時，請又哭又笑，然後再思考。
- 開心歡樂時，請試著先穩定情緒再思考。
- 想太多、想不通時，請笑到流眼淚。
- 憂鬱、恐懼時，請試著發怒。
- 悲傷到沒有力氣活下去時，請想想愛著的人。

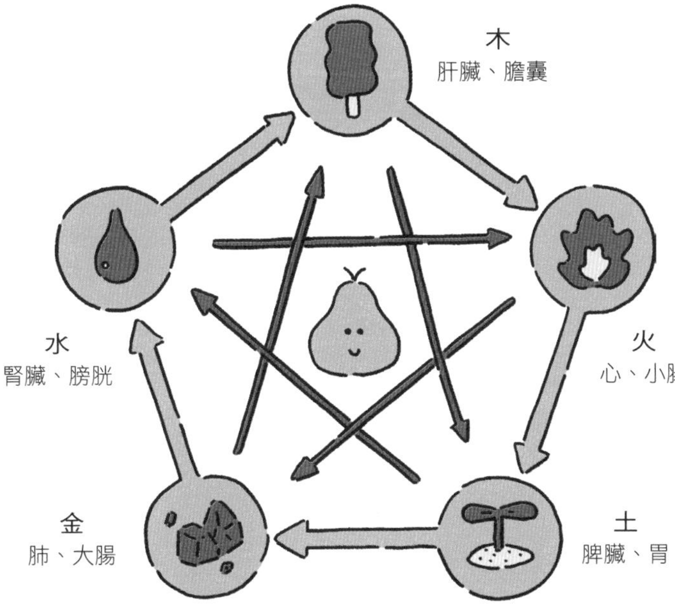

※在89、90頁中，是基於原本的易（太陽與地球的運行）為基礎所寫，所以「土」位於正中央，上面是「火」、下面是「水」。另外，實際上，在人體中，「火」臟的「心」位於肚臍上方，「水」臟的「腎」位於肚臍下方。此處並非實際的位置，而是為了說明五行「相生相剋」關係而畫成五芒星的樣子。

●七情與五行的關係

七情	樣子・狀態	氣的影響	關係深遠的五臟
怒	發怒氣上衝	氣上升	肝
喜	氣放鬆	氣放鬆	心
思	氣停滯	氣凝結	脾
憂	氣擾動	氣萎縮	肺與脾
悲	失去生氣	氣消失	肺
恐	失去心神	氣急速向下沉	腎
驚	氣亂竄	氣紊亂	心與腎

●飲食篇

更加了解醫食同源的知識

所謂的「醫食同源」是指，以飲食來預防、治療疾病。在中國最古老的醫書《黃帝內經》裡記載到，「用五穀（穀類）養五臟、五果（水果）幫助五臟、五畜（肉類）補五臟、五菜（蔬菜）充實五臟，透過組合各種食材，吃下後，可以使身體保持平衡，補養體內的精氣。」*

醫食同源有三個基本：「食養」指藉由飲食補養身心；「食療」指藉由食材的功效調整身體的不適、治療疾病；「藥膳」指基於中醫學說，在飲食中加入藥方一起烹調以治療疾病。飲食中最重要的是「五色」（食物的顏色）、「五味」（味道不同）、「五性」（與身體的寒熱有關）、「陰陽」，再配合上體質，就能變健康。

*註：原文為「五穀為養，五果為助，五畜為益，五蔬為充。氣味合而服之，以補精益氣」。

●飲食篇
餐桌上的食物注意五色具備

前面曾提過四季的養生，這裡要說的是，食物的五顏六色擁有各種能量。若能均勻吃到五種顏色的食物，就能均衡攝取到營養。

食物的顏色就是五行的五色，據說能帶給五臟不同滋養、強壯身體的效果。也就是說，**綠是肝**、**紅是心**、**黃是脾**、**白是肺**、**黑是腎**。同時，如果飲食的色彩豐富，也能藉由視覺讓人胃口大開。

另外，**料理方法也有五種**，有「**生吃**、**水煮**、**火烤**、**油炸**、**清蒸**」，**稱為「五法」**。據稱這五法是由日本的精進料裡（素食料理）中發展而來，廚師會將有限的食材，在味道與顏色上做各種搭配與變化。我認為，這種飲食文化最能感受到日本人的細緻。

● 食物的顏色與功效

食物的顏色	功效
綠色食物	血的來源，使「肝、目、筋」變好
紅色食物	有能量，使「心、脈管、舌」變好
黃色食物	使「胃等消化器官、口、唇」變好
白色食物	使「肺等呼吸器官、皮膚、大腸、鼻」變好
黑色食物	補充生命力，使「腎、骨、腦、女性生殖系統、耳、髮」變好

● 季節與食物的顏色

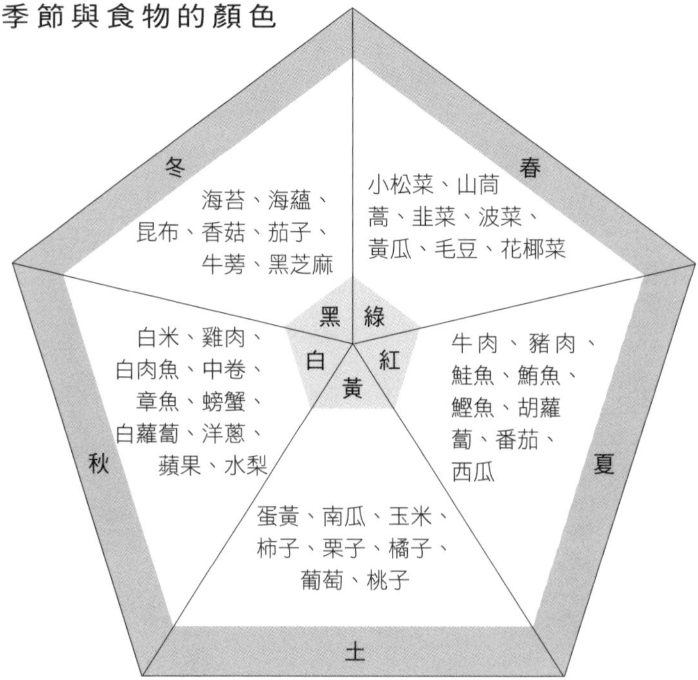
冬
海苔、海蘊、
昆布、香菇、茄子、
牛蒡、黑芝麻
春
小松菜、山茼
蒿、韭菜、波菜、
黃瓜、毛豆、花椰菜
黑
綠
白
紅
黃
白米、雞肉、
白肉魚、中卷、
章魚、螃蟹、
白蘿蔔、洋蔥、
蘋果、水梨
秋
牛肉、豬肉、
鮭魚、鮪魚、
鰹魚、胡蘿
蔔、番茄、
西瓜
夏
蛋黃、南瓜、玉米、
柿子、栗子、橘子、
葡萄、桃子
土

色彩與植化素的關係

所謂的植化素（phytochemicals）是植物為了保護自己所製造出來，包含色素（五色）、香氣、味道（五味）的機能性成分。五色與五味的關係非常密切，以下為各位介紹色素的成分與食品。

●色彩與植化素的種類

顏色	植化素	蔬菜・水果
綠	葉綠素	波菜、青椒、韭菜、山茼蒿、花椰菜、白菜等
紅	番茄紅素	番茄、胡蘿蔔、甜椒、西瓜、石榴、木瓜、櫻桃、柿子、葡萄柚等
	辣椒素	紅甜椒、辣椒、木瓜、櫻桃、柿子、葡萄柚等
橙	β胡蘿蔔素	胡蘿蔔、波菜、青椒、南瓜等的黃綠色蔬菜、柑橘類、西瓜等
	玉米黃素	枸杞、波菜、甜椒、花椰菜等
黃	葉黃素	波菜、南瓜、四季豆、花椰菜、羽衣甘藍、玉米等
	薑黃素	薑黃
	類黃酮	洋蔥、波菜、巴西里、紫蘇、大豆、橘子等
白	二烯丙基硫醚	蒜頭、韭菜、洋蔥、蕗蕎、香芹、長蔥等
	異黃酮	大豆等
黑	花青素	紫高麗菜、紅紫蘇、黑米、黑豆等
	褐藻素	羊栖菜、海帶芽、昆布等
	兒茶素	茶葉、蘋果、藍莓

●飲食篇

調整五味，補養陰性能量

陰的能量是由食物中的五味所生成。五味各自補養不同的臟腑，但若攝取某一味過多，反而會傷了該臟腑。如果感覺身體缺少了某種味的食物，請先試著補充，感覺足夠之後就停止食用。飲食時，記得使用加減法。

攝取過多的「酸」味會傷肝，也會傷害到屬於消化器官的臟腑，身體就會發熱；攝取過多的「苦」味會傷害消化器官的臟腑，造成腹部腫脹、消化不良；攝取過多的「甘」味胃會感到灼熱、臉色變差，並給腎臟帶來不好影響；攝取過多的「辛」味，身體會產熱過多，消耗過多精氣；攝取過多的「鹹」味，體內邪氣會大量增生，不但影響腎氣，也會使腰骨疼痛。

◎ 五味與五臟的關係 ◎

五味分別對應的臟腑是：酸對肝、苦對心、甘對脾、辛對肺、鹹對腎，五味適量就能補養五臟。另外還有第六味——淡。淡指無味，能促進脾的運作、祛除體內濕氣。

● 五味調和圖

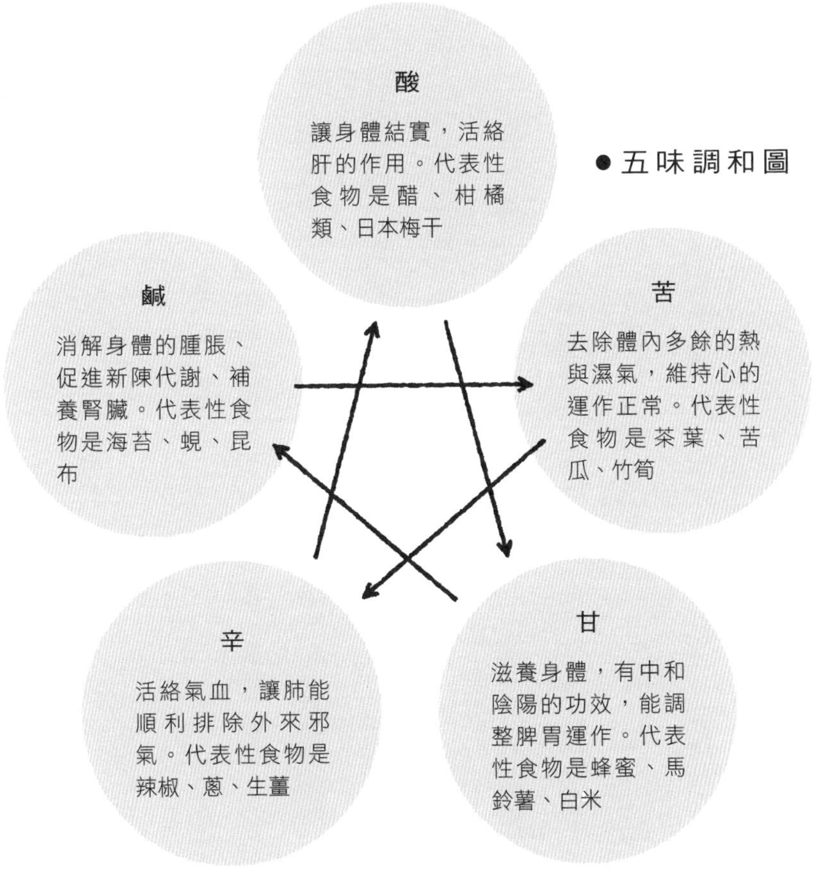
酸
讓身體結實，活絡肝的作用。代表性食物是醋、柑橘類、日本梅干
苦
去除體內多餘的熱與濕氣，維持心的運作正常。代表性食物是茶葉、苦瓜、竹筍
甘
滋養身體，有中和陰陽的功效，能調整脾胃運作。代表性食物是蜂蜜、馬鈴薯、白米
辛
活絡氣血，讓肺能順利排除外來邪氣。代表性食物是辣椒、蔥、生薑
鹹
消解身體的腫脹、促進新陳代謝、補養腎臟。代表性食物是海苔、蜆、昆布

●飲食篇

了解食物的陰陽與五性

食物可以大致區分為陰與陽。**陰性食物的特性是「使身體變冷、變緊縮」**，吃陰性食物會讓血管與腸道變緊縮；**陽性食物則能「使身體溫暖、舒緩」**，吃陽性食物會讓血管與腸道都變得舒緩。請參考下一頁的資料，讓我們從食材開始掌握食物的特性。即使表格內容並不完備，也能掌握個大概。

再者，**食物具有五性**。**「熱性」與「溫性」食物會溫暖身體；「平性」食物屬中庸；「涼性」與「寒性」食物會讓身體變冷**（請參考五〇與五一頁）。身體一變冷就會緊縮，相反的，只要身體溫暖就會舒緩。請務必記得這個大原則。想要健康生活就要知道飲食的智慧。人類也是動物，只要順應自然，活用大自然的智慧、選擇生活方式就好。

◎ 食物的陰陽 ◎

以顏色來說，依「紅、橙、黃、綠、藍、靛、紫」的順序，剛好從熱性往寒性走。比方說，胡蘿蔔的橙色是陽性食物，茄子的紫色則是陰性食物。黃色、綠色與藍色食物則比較偏向平性，所以適合一年四季食用。

●陰性、陽性食物的特徵

陰性食物		陽性食物
在炎熱地區生長的食物	環境	在寒冷地區生長的食物
高度高的植物 葉菜類	往地面上方長還是下方長	高度低的植物 根莖類
白綠色食物 紫色特別屬陰性	顏色	橙色或是黃色食物
細長	形狀	圓形
大	大小	小
多	水分	少
味甘、味酸、味辛	味道	味苦、味鹹
鉀	成分	鈉
加熱時間短的食物 較偏陰性	料理法	日曬、長時間加熱， 陽性更強

●飲食篇

全食物飲食

所謂的「全食物飲食」就是，將食材原本的樣子，即運用完整的食材烹調，並完全吃下肚。這是所謂「食養」的核心想法。

比方說，蔬果不削皮直接吃，將原本要捨棄的部分，如皮或根部，花點巧思調理；五穀類不吃精鍊過的；完整吃下一整隻小魚等等。如果吃下完整的食物，就能吃下食物含有的陰陽能量，讓體質接近中庸。

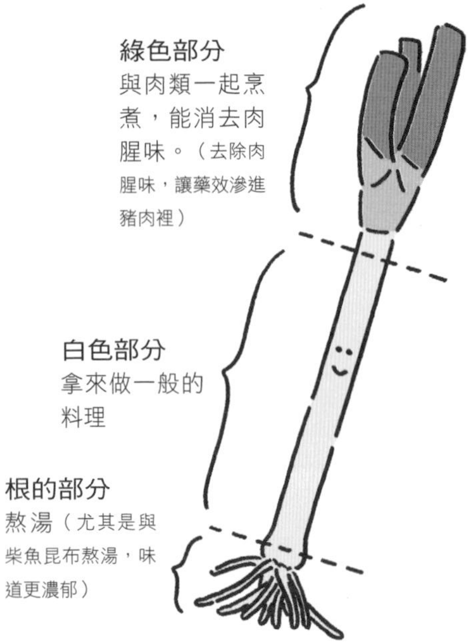
綠色部分
與肉類一起烹煮，能消去肉腥味。（去除肉腥味，讓藥效滲進豬肉裡）
白色部分
拿來做一般的料理
根的部分
熬湯（尤其是與柴魚昆布熬湯，味道更濃郁）

●飲食篇

採購當地食材，盡量維持中庸

我認為，**所謂的地產地銷是基於「身土不二」的想法**。身土不二是指，「身體（身）與環境（土）為一體，不相互拆開」。生長在我們所處環境中的食材屬中庸，所以只要吃在地食材就能保持體質中庸。

具體來說，我推薦適合食用的食材，是不超過居住地半徑十公里內栽種的食物。這正是所謂的地產地銷。

以蔬菜為例，不僅本身兼具陰陽特性，也能補充人體營養。如果蔬菜與水果在採收當下所含維生素量最多，那麼大多數的維生素在採收後，會隨著時間流逝而逐漸減少。如果想要支持農民，請幫忙推廣地產地銷的理念。

●體質篇

掌握體質，重新檢視生活方式

東洋醫學中，依據「氣、血、水（津液）」與「寒熱狀態」的不足與過剩，將人的體質分為八類。雖然體質是與生俱來，卻能藉飲食改變，但是不能忽略的是，體質也深受居住環境的影響。也就是說，即使是同一對父母生的孩子，也會因為成長階段所在的區域是寒冷或是炎熱的不同而改變體質。

讓我們弄清自己的體質，並以此作為生活方向的指針。接下來我會介紹八種體質與相關的十個問題。打勾數量最多的那組，就是你現在的體質。請注意，有時候我們不只會有一種體質，也有可能是多種體質並存。但是，只要打勾數量多於其他類型體質的，便是你的體質。如果打勾的數量一致，或是差距不大，就請把前三名視為是你目前的體質。

◎ 東洋醫學的八種體質 ◎

東洋醫學中，將體質分為八類。如果在各檢測項目中，各位連一個打勾的選項都沒有，那就是「超健康體質」。請持續保持現今的生活方式吧。

	虛（不足）	實（過多、停滯）
氣	**氣虛** 頭暈水腫的體質	**氣滯** 焦躁抑鬱體質
血	**血虛** 疲勞過度的貧血體質	**血瘀** 血液循環遲滯體質
水（津液）	**陰虛** 水不足，熱潮紅體質	**痰濕** 水腫虛冷體質
熱	**陽虛** 天生的虛冷體質	**濕熱** 喜歡吹冷氣，水腫體質

一般來說，「氣」「血」「水」是影響體質的三要素。

所謂的氣是指生命活動的能量來源，也是看不見的精微物質；氣是具有活力的物質，只在人體中運行，遍走周身。

血是指液體狀的物質，從「心」經由脈運送至全身各臟腑、組織、器官，並將營養送達各處。人體以食物為材料，在脾胃生成血，並貯藏於肝。與西醫裡血液的概念幾乎一致。

所謂的水是指人體中血以外的液體，包括淚、汗、口水、鼻水、尿液都屬於水。水主要用來調節體溫，將體內多餘的熱排出體外，滋潤肌膚，並且負責調整身體的水腫狀況。

全年

● 體質篇

氣虛體質：食用能溫熱身體的食材

氣虛是指生命能量的「氣」不足，臟腑功能低落。這類人的腸胃本就虛弱，除了要保養脾胃，也要用食補補足能量。此時的重點在於，選擇容易消化能溫暖身體的食材。白粥、味噌湯、湯品、鍋物等，都是可以每天吃的食物，吃的時候記得吃八分飽就好。人體在消化肉類、魚類跟乳製品時，要耗費比較多的能量，所以這類食物最好只在身體狀況好的時候吃。生魚片、生菜、生肉也要避免食用。還有，請好好睡覺，不要讓身體累積疲勞。

氣虛較麻煩的症狀是，臟腑會下垂，例如脫肛、胃下垂等都是內臟下垂的代表性症狀。起立型暈眩、低血壓、免疫力低下、慢性腸胃炎也是。氣虛的表徵是「下垂、低落、不運作」。

氣虛 的檢查項目

- ☐ 臉色差、 臉色偏白
- ☐ 身材肥胖、 容易水腫
- ☐ 容易疲勞、 總是感覺身體沉重
- ☐ 容易感冒
- ☐ 常跑廁所
- ☐ 容易腹瀉、 大便偏軟
- ☐ 說話聲音細小、 說話戰戰兢兢
- ☐ 總感覺吸不到空氣、 會心悸
- ☐ 白帶多
- ☐ 喜歡吃肥肉與甜食

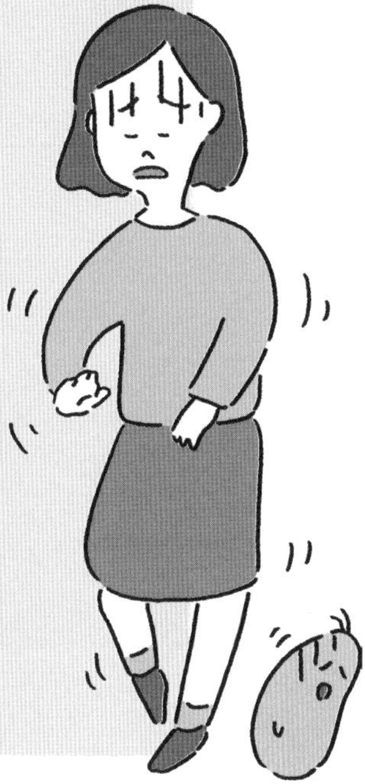

改善容易頭暈、水腫體質的食材

想要改善氣虛，請多吃山藥類、牛肉、蔥、鰻魚、栗子、豆類、山椒、肉桂、羊肉、蝦子、南瓜、蒜頭、洋蔥、蕗蕎、韭菜、核桃、生薑、紅茶、人參茶、日本焙茶、杜仲茶等，並請實踐本書中的養生法。

●體質篇

氣滯體質：食用有香味的食物

氣滯是指氣的循環不佳、停留在身體某處。氣滯的特徵是，因為壓力而感到焦躁不安、並且容易陷入低潮，有些神經質。氣滯的人肝氣過強，容易損傷脾胃。尤其是一旦睡眠時間變短，上述症狀會更嚴重，所以氣滯的人首要在於，好好睡覺、每天給自己一段放鬆的時間。飲食方面則是多吃能讓氣的循環變佳的食材。

重點在於有「香氣」的食物。香氣具有讓瘀滯的氣開始循環的作用。本書第四二頁所提及的補藥菜是代表性菜餚。

另外，請多留意以下疾病：自律神經失調症及憂鬱症等精神疾病、失眠、神經痲痺或與神經相關疾病、頭痛、圓形禿、月經不順、胃潰瘍或十二指腸潰瘍等根源於壓力的疾病。對於氣滯體質的人來說，緩慢的放鬆步調是最好的。

氣滯 的檢查項目

- ▢ 容易暴怒、發脾氣，容易焦躁
- ▢ 總是憂鬱，容易陷入低潮
- ▢ 腹部緊繃，有疼痛感
- ▢ 腹部的痛處會改變位置，每次疼痛位置都不同
- ▢ 經常打嗝、放屁跟嘆氣
- ▢ 容易月經不順，生理期總是延後
- ▢ 月經前或月經中期，容易感到下腹與胸部脹滿
- ▢ 會咳嗽，也會喘
- ▢ 會頭痛或頭暈
- ▢ 容易馬上投入一切、負起責任

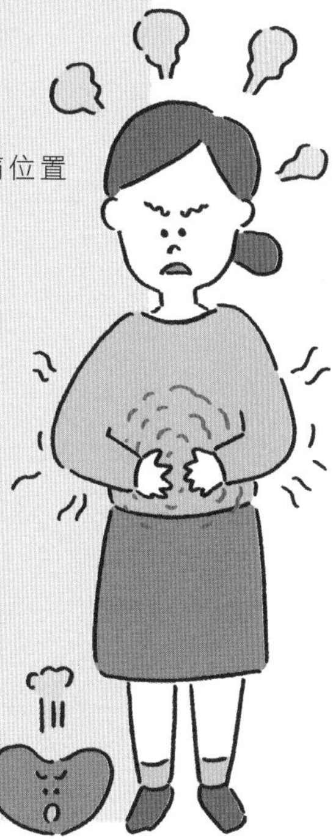

改善容易焦躁、氣滯體質的食材

生薑、蔥、蒜頭、蕗蕎、紅蔥頭、韭菜、柑橘類、豌豆、四季豆、白蘿蔔、蕪菁、蕎麥、青江菜、芹菜、紫蘇、薄荷、山茼蒿、香菜、茗荷、肉桂、蜆、蛤蜊、醋、酒、茉莉花茶、玫瑰茶等。如果食物不好消化，請細細咀嚼。

全年

●體質篇

血虛體質：食用能補血的食材

血虛是指**身體將含有營養的「血」送達全身的功能未能充分發揮，或是血量不足**。女性每月都有生理期，所以有血虛體質的人占大多數。血虛的人看來瘦弱、臉色青白或是偏暗黃，皮膚看來透白但乾燥，容易皮膚乾癢，頭髮沒有光澤，容易分岔。

血虛與西醫所稱的貧血症狀相近，但在西醫血液檢查時，如果數值在標準值內，就不會判斷是貧血。然而，在東洋醫學中，即使西醫的檢查數值正常，只要血虛的檢查項目有多項符合就算是血虛。因應血虛的對策是積極吃補血的食物，其中最推薦的就是豬肝炒青菜，再來就是多吃紅色食物與黑色食物。

血虛的檢查項目

- ▢ 容易便祕。有時大便形狀像羊大便一樣
- ▢ 臉色不佳、嘴唇跟舌苔偏白、髮質與皮膚容易乾燥
- ▢ 貧血、頭暈、起立型暈眩、眼睛看不清楚、眼睛容易乾燥
- ▢ 心悸或是脈搏跳動不平均
- ▢ 眼瞼痙攣、腳部常抽筋
- ▢ 指甲容易裂開、指甲偏白
- ▢ 手腳容易麻
- ▢ 月經困難症、嚴重的生理痛
- ▢ 月經量少、血色淡薄、生理期容易延後
- ▢ 容易失眠、睡睡就醒

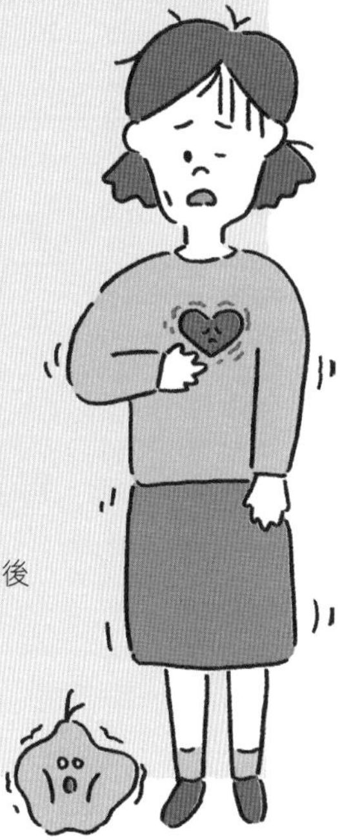

改善疲勞過度體質的食材

請多食用能積極造血的食材：日本土雞、肝臟（特別是牛肝）、草莓、胡蘿蔔、黑芝麻、枸杞、黑米、海參、紅棗、桃子、鵪鶉蛋、黑豆、小松菜、菠菜、番茄、枸杞茶、焙茶等。特別是早餐時，要吃優質蛋白質食物。

●體質篇

血瘀體質：增進新陳代謝，改善血液循環

血瘀體質是指**「血液」黏稠，在身體某處成了塊狀，因而停滯不前。**這種體質常出現在那些生活習慣不良、血液循環不好的人們身上，睡眠不足也是原因之一。

建議血瘀體質的人，在飲食上多吃能促進身體新陳代謝與改善血液循環的食物。泡澡或是泡湯都是改善血液循環的方法，做做運動也很好，但是如果有高血壓、心血管疾病的人請先詢問主治醫生。

其他令人擔心的疾病有，與月經相關的疾病、不孕症、心血管相關疾病。另外還有腦血管障礙、甲狀腺腫大、肝臟相關疾病、便祕與痔瘡等。如果想要促進身體血液循環，請留意要吃陽性食物，盡量避免吃會讓身體虛冷的陰性食物。

血瘀 的檢查項目

- ▢ 臉色、 唇色、 牙齦偏暗紅色， 而且容易有黑眼圈
- ▢ 有時情緒會大爆發
- ▢ 非常容易忘東忘西
- ▢ 手腳冰冷
- ▢ 肌膚乾燥， 容易發癢， 皮膚狀況不好， 容易出現黑斑與雀斑
- ▢ 皮膚上容易出現細細的血管，有靜脈瘤
- ▢ 皮膚容易紅腫、 長濕疹， 痊癒後會留下疤痕
- ▢ 身體的某部分經常感到疼痛， 如肩膀僵硬或頭痛
- ▢ 按壓疼痛的部分會很痛
- ▢ 月經時出血量大， 有血塊， 生理痛劇烈

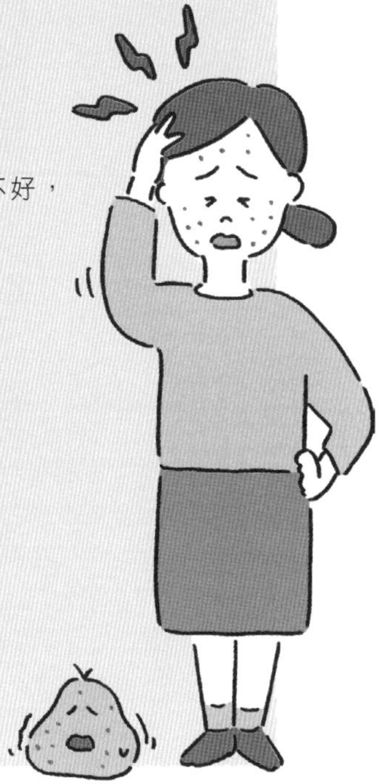

改善黏稠的血液循環的食材

請記得盡量吃以下的陽性食物：蒜頭、洋蔥、桃子、蕗蕎、秋刀魚、沙丁魚、黑木耳、山椒、肉桂、竹筴魚、鯖魚、蒜苗、蔥、韭菜、生薑（乾燥的或是加熱過的）、黑醋、櫻桃、糙米、紅花茶、玫瑰花茶、焙茶等。

全年

●體質篇

陰虛體質：小心過度虛勞，早睡早起

陰虛體質指**體內「水（津液）」與「血」兩者陰能量不足，總是覺得熱**，多見於消瘦體型與夜生活者，總是為失眠與青春痘、肌膚乾燥所苦。身體不適時，請避免熬夜，早點睡覺。若體內熱氣上抗難以下降，症狀就容易出現在頭臉部位。

陰虛與血虛類似，只是更嚴重、更乾燥。陰虛的人做不做運動都行，但如果要運動，切記避免大量流汗。年齡增長、性生活紊亂、長時間工作也會導致陰虛體質。陰虛體質的人，請避免吃太多、食用太嗆辣的辛香料、油膩食物與酒精類，不要讓身體滯留過多的熱。烹調食物時，請選用水分多的食材，也要盡量用煮湯或是蒸煮等能保留較多水分的烹調法。另外，酸甘味強烈的食物可以讓陰能量大增。

陰虛 的檢查項目

- ☐ 熱潮紅、 怕熱、 手足心熱
- ☐ 體型偏瘦、 臉頰紅潤
- ☐ 肌膚與頭髮乾燥
- ☐ 容易便祕、 尿量少
- ☐ 大便偏硬
- ☐ 月經容易提早
- ☐ 聲音沙啞、 乾咳、 眼乾
- ☐ 午後到傍晚時經常會發低燒、手足心熱
- ☐ 睡眠時盜汗、 喉嚨乾渴
- ☐ 討厭夏天、 非常怕熱

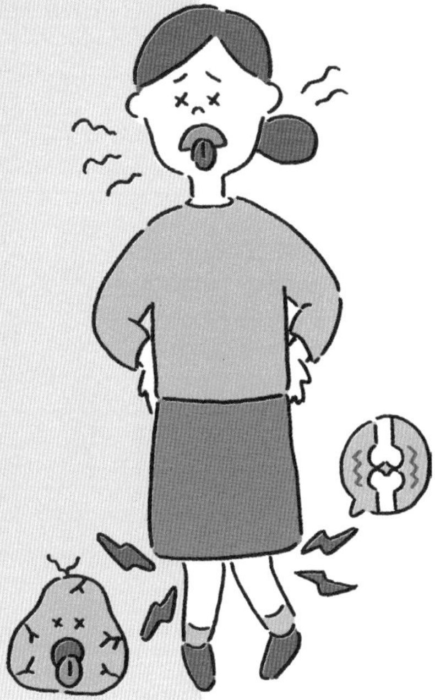

改善水不足、潮熱的陰虛體質的食材

葡萄、水梨、橘子、檸檬、西瓜、番茄、荔枝等水果。鱉、鴨肉、鮑魚、豬肉、蛤蜊、蓮藕、百合根、白木耳、豆腐、黑米、菊花茶、綠茶、紅花茶、玫瑰花茶、焙茶，或是加了許多牛奶的飲品等。

●體質篇

痰濕體質：少喝冷飲

痰濕體質是指身體**某處有水停滯、流不動。由於水分攝取過多造成身體代謝功能低落，體內廢物滯留**。一般來說，痰濕體質的人普遍運動不足、喜歡喝酒、飲食偏好重口味、老覺得身體沉重、想睡，比較接近西醫所說的慢性疲勞（怎麼睡都睡不飽、早上起不來、缺乏衝勁、疲勞、腰痛、肩頸僵硬、手腳水腫）。

想要改善痰濕體質，有效的方法是藉由運動提高身體代謝功能。另外，請務必節制飲用冷飲、咖啡等含咖啡因飲料、酒精類飲品。重口味的食物容易令人口渴而喝下過多的水分，所以飲食要以清淡為主。建議食用能夠幫助利尿、排便與具有脫水效果的食物。代表性食物有西瓜、黃瓜、牛蒡等。

痰濕 的檢查項目

- 老覺得身體沉重、 疲勞
- 臉部與手腳有水腫
- 總是覺得頭重重的、會頭暈或想吐
- 咳嗽總是伴隨著痰
- 容易因為鼻炎或過敏而流鼻水
- 下雨或濕氣重時，身體容易感到不舒服
- 排便柔軟， 容易腹瀉
- 白帶多
- 體型偏胖， 看來像是水分過多的水腫
- 懶得自己動手， 總是拜託他人，有點任性

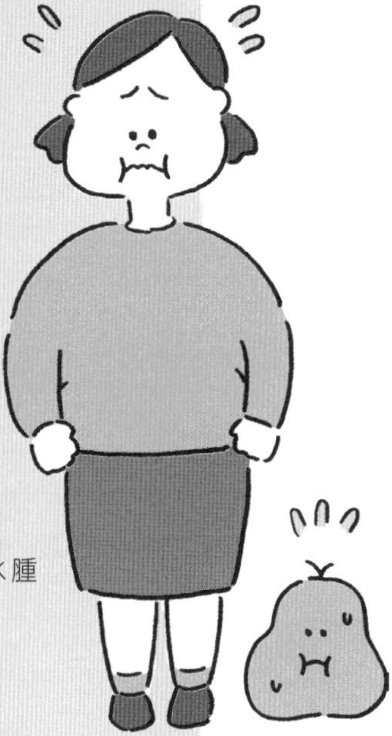

改善水腫虛冷體質的食材

請食用以下食材：綠豆芽、綠豆製冬粉、糙米、牛蒡、昆布、海帶芽、海藻類、山椒、肉桂、竹筴魚、鯖魚、蒜苗、蔥、韭菜、黑醋、櫻桃、西瓜、黃瓜、水梨、紅花茶、玫瑰花茶、焙茶等。另請實踐本書中的養生法。

●體質篇
陽虛體質：留意保暖

陽虛體質指**天生所具有的生命能量來源——陽能量較少**。陽虛體質的人會全身虛冷、脾胃或腎臟機能也較弱，有些人在成長發育階段，或是生育階段會出現問題。有些人從小就怕冷、肩頸僵硬、腰痛。有時候，人體的陽能量會在手術後或是重大事故後急速減少而成為陽虛體質。陽虛體質的人只要溫暖身體，就能緩和各種症狀，但若身體冷卻就會感到疲憊不堪，失去動力。這類型的人常有生理異常，如沒有月經或是月經異常等。

人體本身具有的熱很少，所以要避免耗損太多身體熱能。天冷時，請穿羊毛材質的褲子或是肚圍保暖。最近有不少可愛造型的肚圍，請多多使用。覺得冷時，請使用暖暖包或是溫熱毛巾、懷爐等，曬曬日光浴也不錯，但要避免吹到風。

陽虛 的檢查項目

- □ 手腳總是冰冷、不喜歡吹冷氣
- □ 腹部或下半身總是冰冷
- □ 一感到寒冷，腰部或關節就會疼痛
- □ 膀胱炎反覆發作
- □ 臉色蒼白
- □ 容易掉髮
- □ 肌肉鬆垂
- □ 尿色淡、尿量多
- □ 一旦身體受冷，症狀就會惡化。身體暖和就可改善症狀
- □ 個性偏內向

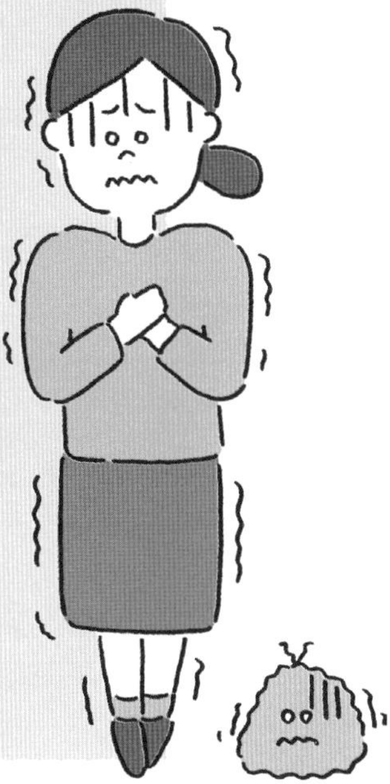

改善天生偏虛冷體質的食材

請食用以下食材：生薑（乾燥或是加熱過的）、韭菜、栗子、蝦子、羊肉、牛肉、雞肉、肉桂、薑黃、胡椒、山椒、八角、蒜頭、蔥、紅茶、黑色食物。絕對禁止吃喝冰冷食物或飲料，也絕對不可吃生的肉類、魚類或蔬菜。

●體質篇

濕熱體質：排出體內多餘的水分與熱

所謂的濕熱體質是指**怕熱、容易流汗、結實肥胖的體質，體內會往外散出多餘的水與熱**。東洋醫學中，水有冷卻身體、鎮定的功能；熱則有溫暖身體，使身體活絡起來的功能。體質濕熱，即代表水與熱這兩種全然相反的性質過多，在體內作怪。一旦身體過濕，並留住過多的熱時，人體內水的流動就會變慢，阻礙氣血的運行。體質濕熱的人，乍看之下非常健壯，但眼屎過多、有鼻水、耳朵常流出分泌物、痰與白帶等黏稠物常常滴滴答答，非常難治癒，皮膚也常感覺搔癢。

想要改善濕熱體質，就要排出體內多餘的水與熱，所以請常運動，好好流汗。如果能稍微減重，效果會更好。

濕熱 的檢查項目

- ▢ 怕熱，喜歡吹冷氣
- ▢ 體型健壯偏肥胖
- ▢ 性子急、動作粗魯、焦躁不安
- ▢ 常臉紅、臉上容易長紅疹
- ▢ 喜歡吃油膩、重口味食物，也喜歡吃辣
- ▢ 常感覺口渴，所以喜歡喝冷飲，也容易流汗
- ▢ 便祕、大便偏黏、有臭味、常放屁
- ▢ 有口臭、有體臭
- ▢ 生理期前會感覺下腹部脹痛、白帶多、身體水腫
- ▢ 生理期常提早、月經血量多

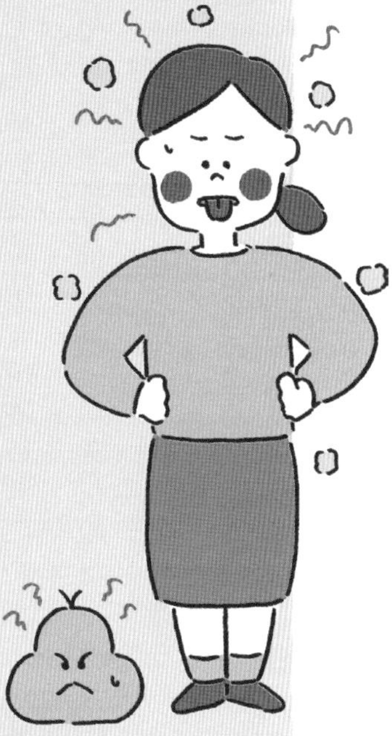

改善喜歡吹冷氣浮腫體質的食材

請吃以下容易排毒的食材：芹菜、黃瓜、豆類（黃豆、紅豆、黑豆等）、麥茶、菊花茶、玉米鬚茶等藥膳茶。另請參考氣滯與痰濕章節的飲食建議。

●生活習慣篇

保持身心一致

身體與心理就如同車子的四個輪胎，是同進退的，任何一邊發生問題時，車子就無法行進。

前面已經介紹過改善體質的方法，接下來要為各位介紹，東洋醫學中對健康最有幫助的生活習慣。如果各位想要維持健康、改善身體的不適、變得更美麗，請務必仔細閱讀。只要養成這些習慣，就能穩定心神。即使一天只做一分鐘，一年也會做超過六小時，身體自然會出現改變。

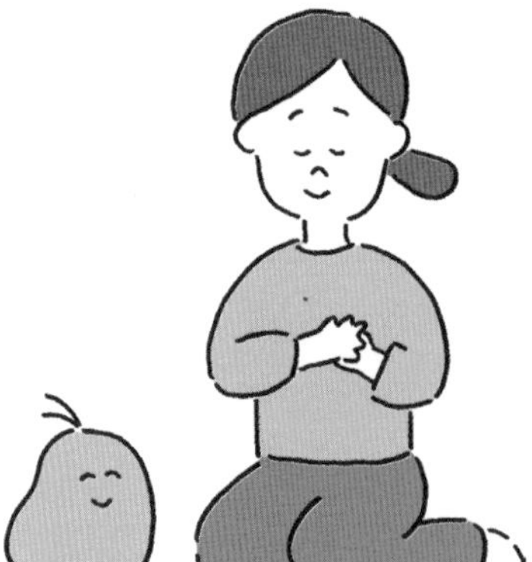

●生活習慣篇

起床馬上刷牙

東洋醫學認為，早晨是身體重開機的時候，請在一起床就漱口或是刷牙。現代醫學已經證實，**睡眠期間，人的口腔內部會有細菌繁殖**，如果起床後不先清潔口腔就吃早餐，細菌或是病毒會直接侵入人體。如此可能造成細菌性肺炎、細菌性心膜炎等嚴重的疾病。另外，牙周病可能引起糖尿病、早產、心肌梗塞、動脈硬化等疾病，所以維持口腔內的清潔非常重要。

事實上，睡眠時唾液會銳減，剛好適合口腔內細菌與病毒繁殖，只要細菌與病毒的量增加到一定程度，人體受感染的風險就會提高。所以，早晨起床就漱口刷牙，可以預防細菌感染與感冒。漱口刷牙後，請喝一杯溫開水。這就是每天實行東洋醫學式養生法的開始。

●生活習慣篇

改善用眼過度造成的肩頸僵硬

長時間打電腦與使用手機的人越來越多。用眼過度會使「心」失去平衡，導致肩頸到肩頰骨之間的肌肉緊繃，因此也有越來越多人有睡眠障礙、自律神經障礙或是精神疾病。會出現這樣的結果，我認為很理所當然。想要改善這種情況，每使用電腦或手機三十分鐘就要休息三分鐘，除了閉眼休息，也可以按摩眼睛周圍。

只要避免長時間維持同一姿勢或動作，就能改善因工作或家務而引起的現代習慣病。然而現代人很難養成每三十分鐘就休息一下的習慣。在此建議一個方法，就是用定時器來強迫自己休息。如果所處環境是很難找到休息空檔的工作場所，請在有空時就按壓一下眼頭，或是利用去洗手間，或是需要離開一下時，讓眼睛稍做休息。總之，就算是坐著工作，也要找時間起來走動一下。

●生活習慣篇

善用熱熨與冷敷消除眼睛疲勞

東洋醫學中，有熱熨法與冷敷法兩種治療方法。依溫度不同而施行的治療法是物理治療法的一種，在現代醫學中仍常使用。眼睛周圍或臉部肌肉收縮緊張時，使用能使血管擴張的熱熨法，非常有療效，這方法適用於慢性眼睛疲勞與乾眼症。做法是準備一條溫熱毛巾蓋在眼睛上即可（請參考第一三九頁）。

如果用眼過度，或是眼睛稍有發紅、有血絲等發炎症狀時，則請用冷敷法。請將沾濕的毛巾放入冰箱中，再取出蓋在眼睛上。若是嚴重的眼睛發炎，則不能使用冷敷法，那會帶來反效果。基本上，眼睛有發炎症狀時代表曾有接觸傳染，此時請盡早就醫。

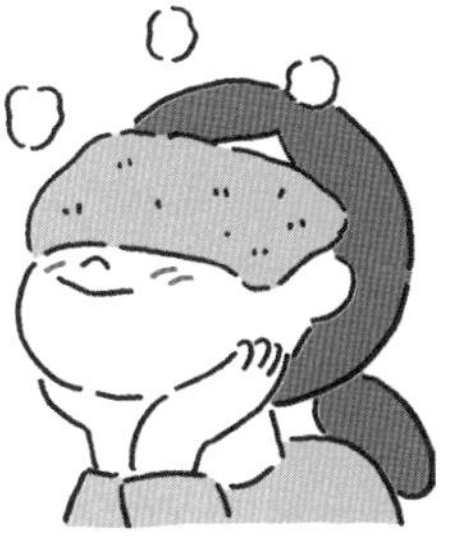

●生活習慣篇

膻中穴可豐胸

女性朋友最在意的身體部位之一就是胸部。如果想要豐胸，請按壓能提升荷爾蒙的「膻中穴」，並按摩胸部。按摩的時候，請將兩手從胸部兩側由外往內、從胸部下緣由下往上推。每天最少按摩三次，如果要增加次數，請以三的倍數往上加。

按壓膻中穴時，請輕壓後稍微搓揉一下，或是輕敲給予刺激也可以。另外，深呼吸也能提高身體代謝。

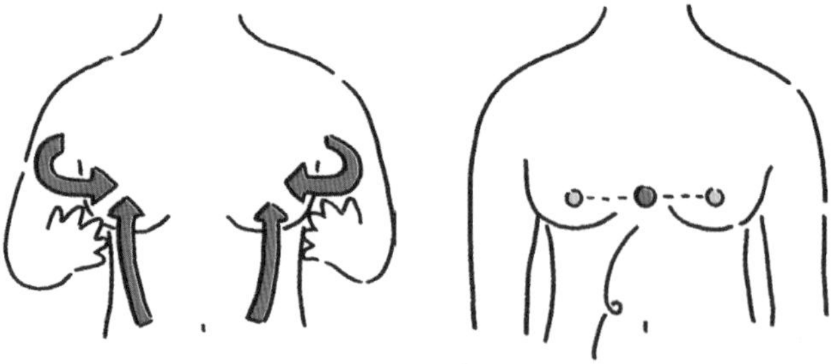

●生活習慣篇

血液循環好，肌膚也會好

只要體內有血瘀滯住，膚色就會暗沉、長斑。請想像一下血色從肌膚底下透出來的樣子。也就是說，只要血液乾淨，肌膚看起來也會很亮麗。**想要美白肌膚，重要的是使血液循環良好。**

有效的美肌食材是，韭菜、洋蔥、黑木耳、青江菜、菠菜、青魚*、肝臟、紅棗。

我最推薦韭菜蛋花湯。做法是先用昆布與柴魚片熬出高湯，將韭菜切成三公分放進鍋裡一起煮滾，再加入酒、味淋、砂糖、醬油、鹽巴調味。最後開大火，倒入打勻的蛋汁，用湯勺攪開蛋花即可。高湯很容易被人體吸收，所以很有效。除了喝這道湯，每天泡澡、好好睡八小時以上，肌膚狀況也一定會變好。

*註：青魚，在日本指的是背部呈青色（深藍）的魚類，如鯖魚、秋刀魚、沙丁魚等魚類。

●生活習慣篇

張口練發音，消除法令紋

想要讓肌膚不產生皺紋，基本對策就是緊實肌肉與保濕。在東洋醫學中，全身經絡都是從臉部開始或結束，所以只要運動全身就能減少臉部的皺紋。最能在臉部產生防皺效果的是張口發聲練習。只要發出聲音，就能讓氣抵達頭部，效果倍增。

練習發聲時，要從腹部發聲說「A、I、U、E、O」，這樣會大大運動到全臉的肌肉。發聲時不一定要按順序說「A、I、U、E、O」，也可以一個音一個音張大嘴說。尤其如果想對抗法令紋，「U」跟「O」兩個音最有效。在「U」的音後，加上「O」變成「UO UO UO」也行。「I」則是對側臉與下巴線條最有拉長效果，發聲時請留意頸部的感覺。此時應該會運動到頸部到胸前的鎖骨線。這個發音可以讓頸部線條變得優美。

發聲會改變運氣與身體的氣

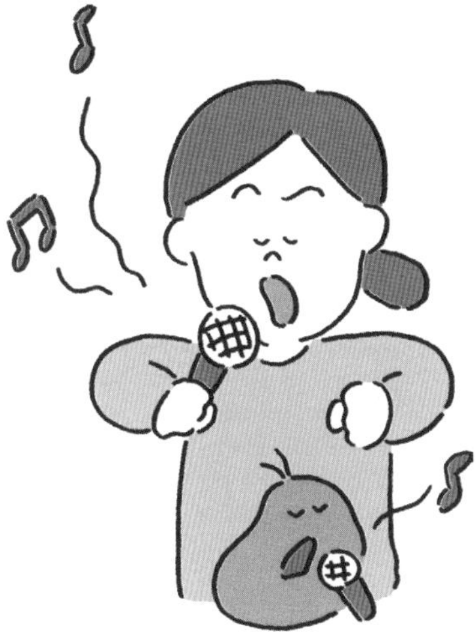

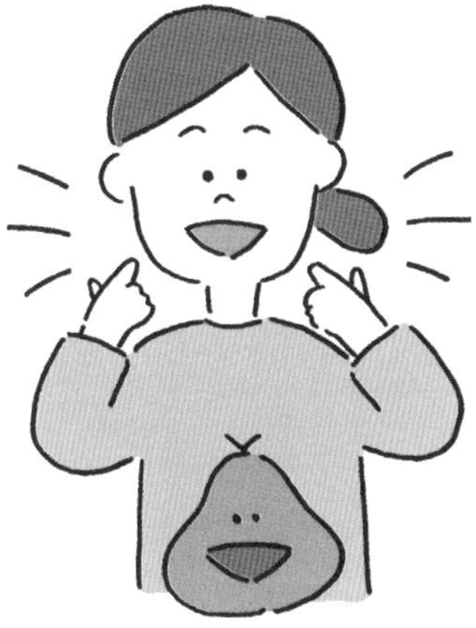

沒有衝勁時，請常說話、唱歌

當身體沒有按照我們的期待變化，我們會充滿無力感，無所適從。此時，讓我們放下在意的事，大聲去唱唱歌、與朋友聊聊天吧。唱歌或是聊天可以讓氣重新在身體裡運作起來，有助於增進精力。

大聲說出「E」，是招喚幸運的發聲術

「E」是招福的發音。因為發音時，口角會上揚，這麼做可以招來好運。中文是聲母配上韻母的組合，只要改變韻母就能改變舌頭的活動方式，給予大腦與肌肉不同的刺激，以提升效果。

●生活習慣篇
邊泡腳邊按摩臉部與頭部

人體會因為過度緊張或是天氣寒冷，而使身體與頭部的肌肉緊繃。一旦頭部的肌肉緊繃，連帶會影響淋巴的功能，臉會變得浮腫，雙眼變小，有時候連額頭都會長出皺紋。若想要改善這種情況，最好進行泡腳並按摩臉部與頭部。

要刺激頭部側邊。請將兩手的五隻手指各放在頭部兩側，然後邊輕壓邊往外推壓，並用手指前端拍打頭部。之後，張開手指，將指腹固定在頭皮上，然後像是要用力提起頭皮的方式按摩。臉部的按摩則是輕微刺激就好，尤其不能用搓揉方式按摩。

每天邊泡腳邊按摩頭部與臉部，不但能有效維持健康、有美容效果，也能舒緩因緊張而引起的慢性頭痛與臉部疼痛。要注意的是，這麼做會讓人身心都振奮起來，所以千萬不要在臨睡前做。

按摩臉部的方法

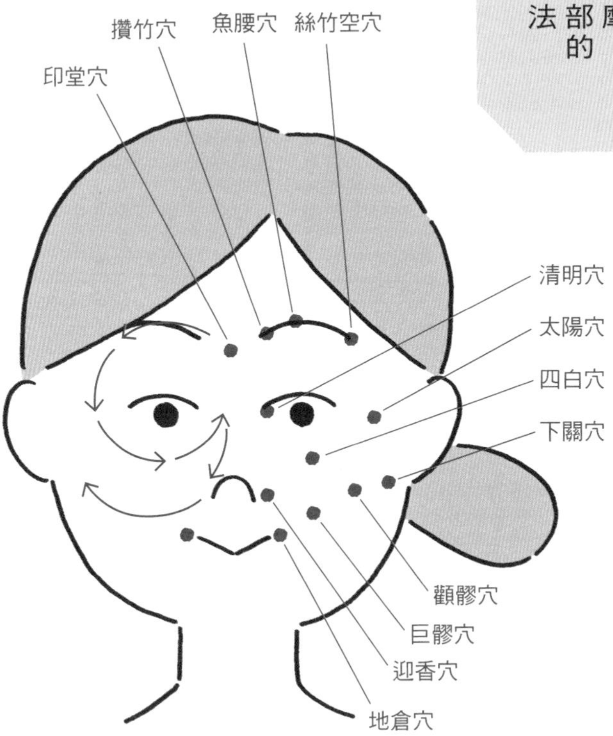
攢竹穴
魚腰穴
絲竹空穴
印堂穴
清明穴
太陽穴
四白穴
下關穴
顴髎穴
巨髎穴
迎香穴
地倉穴

按壓臉部的穴位時，要用第二、三、四指併攏慢慢按壓。

首先，用三個指頭按壓「印堂穴」。用兩手輕壓兩個眼頭「清明穴」，然後輕揉穴位，再按壓眉間的「攢竹穴」，順著眉毛按壓「魚腰穴」，再按壓到眉尾的「絲竹空穴」，最後按壓眼尾的「太陽穴」「四白穴」再回到眼頭。接下來，下到鼻頭的「迎香穴」，按壓後再到顴骨下側沿著骨頭從鼻子開始按壓，依序是「巨髎穴」「顴髎穴」「下關穴」，最後按到嘴角的「地倉穴」。

這些穴位容易有凝滯，很多人在按壓時會感到疼痛。只要養成日常按壓的習慣，就能防止臉部水腫。只要眼睛變大，肌肉上提，法令紋也會淡化。

第6章　自己做艾灸養生

艾灸是女性的超強夥伴。
尤其能有效改善虛冷症與婦科疾病。
原因在於，艾灸與穴位雙管齊下，
兩者都能發揮效果。
從未體驗過艾灸的朋友們，
請試著借助「艾草的藥效」與
「穴位與經絡的力量」
好好療癒自己的身體。

特別推薦給以下這些朋友

- 想要自己照顧好自己健康的朋友
- 想要接受針灸治療或是整骨，卻苦於沒有時間與金錢的朋友
- 希望藉由改變習慣，讓身體更健康的朋友
- 原本身體就有些病痛，想要讓身體更好的朋友
- 想要更了解東洋醫學的知識，獲得健康的朋友

推薦大家使用，初次使用也能輕易上手、不需直接接觸皮膚，非常安全的「台座灸」*。

*註：台座灸，從米粒灸發展而來的現代化產品，與米粒灸不同，台座灸藉由台座將艾草條隔絕於皮膚外，不直接接觸皮膚。即使不使用台座灸，網路上可找到類似的產品。

艾灸動手做

善用台座灸

自己艾灸時，要選用不直接接觸肌膚的台座灸。台座灸是將艾草條固定在一個厚厚的紙板上，使艾草條懸空，紙板背面有貼紙，只要將貼紙撕開貼在皮膚上，不需擔心艾灸條傾倒，非常安全。

艾草是由乾燥艾葉背面的毛茸茸部分乾燥製成的棉毛狀東西，使用時以火點燃即可。另外，也有些產品強調無煙灸，大多是木炭或是電器產品，這類產品無法獲取艾草的藥效，所以就算會產生煙，還是請選擇真正的艾草。

艾灸時，請選擇對應惱人症狀或困擾的穴位，把台座灸放在穴位上即可。取穴時，雙手雙腳的穴位都要艾灸（下面會介紹能提升效果的三個穴位組合）。按壓時會感覺怪怪的、痛痛的地方都可以艾灸。艾灸的效果很緩慢，所以可以每天灸。

台座灸使用法

① 點燃艾草條，將台座灸放在適當的穴位上。

② 若皮膚感覺太熱就稍微移開，過一會兒再放回來，或是直接移到別的穴位。切記，不需要忍耐艾灸的熱度，只要感到不舒服就移開，否則會燙傷起水泡。

③ 艾灸條的溫度到達頂點之後，餘熱會持續兩到三分鐘。此時還不需要取下台座灸，好好感受就好。

※日本的台座灸廠商將溫度設定為強中弱三階段。一開始請選用中溫的台座灸，如果覺得溫度太高，可將溫度調低一階，溫度太低就把溫度調高一階。

艾灸的溫度曲線

雖說最高溫度較高、熱度持續時間長的比較有效，但使用時不要忍耐，選擇適合自己的產品就好。

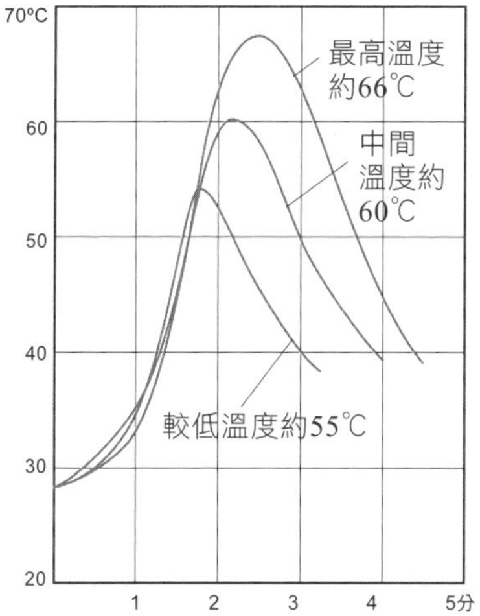

（資料來源：株式會社kanaken/カナ灸　雅）

艾灸時的注意事項

- 使用前務必詳閱「使用說明書」或「使用注意事項」
- 艾灸前，請擦乾皮膚表面。剛洗完澡或是流汗等皮膚濕潤的狀態下，艾灸可能導致燙傷。
- 艾灸時，即使皮膚感受不到溫度，也不能長時間灸同一個位置，如此可能導致燙傷。
- 針對頭部或是臉部艾灸可能會導致充血。若要在臉部做艾灸，台座灸可能會傾倒而導致燙傷，所以請不要自行艾灸這些部位。
- 絕對不能艾灸身體的黏膜部位或是眼睛。
- 喝酒時、皮膚搔癢或是有過敏症狀、發燒時，請勿艾灸。體內還有多餘的熱時，進行艾灸會造成反效果，請務必留意。
- 艾灸時或是艾灸後，若感覺頭暈，有可能是身體狀況不適合艾灸該穴位。此時請暫停艾灸，並詢問相關專業人士。

艾灸動手做 **1**

壓力、壓力肥胖、壓力型虛冷症、憂鬱

具療效的穴位

- ◎ **太衝穴**
- ◎ **太溪穴**
- ◎ **神門穴**

這三個穴位分別聚集了「肝」「腎」「心」三臟的許多元氣（原氣）。有舒緩壓力、鎮定心神、使鬱滯血液順暢流動等功效。

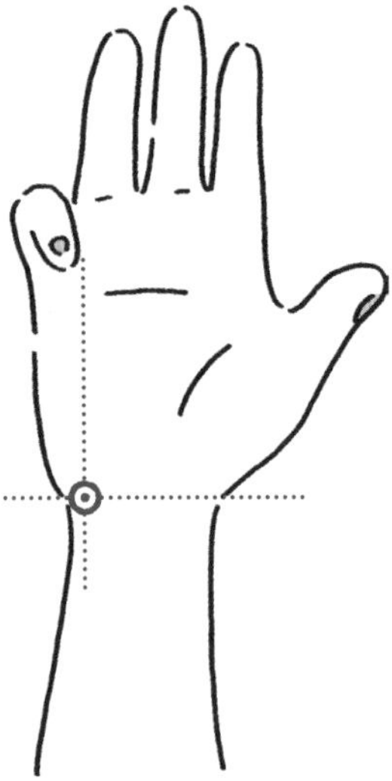

⇨神門穴位於小指折彎後往下延伸的線與手腕橫線交接處。

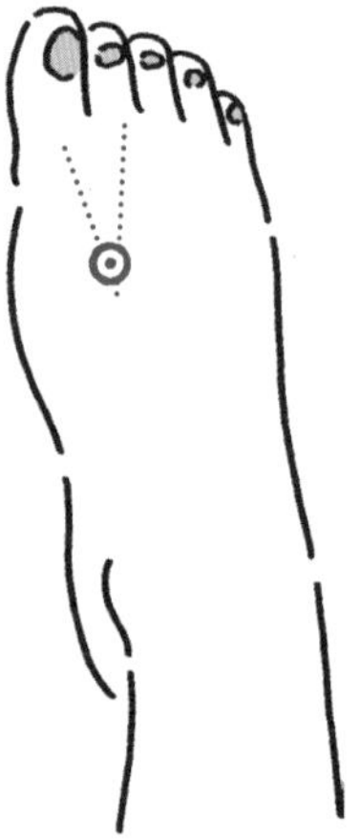

⇨太衝穴位於腳的大拇趾與第二趾間，腳背的凹陷處，能感覺脈動的地方。

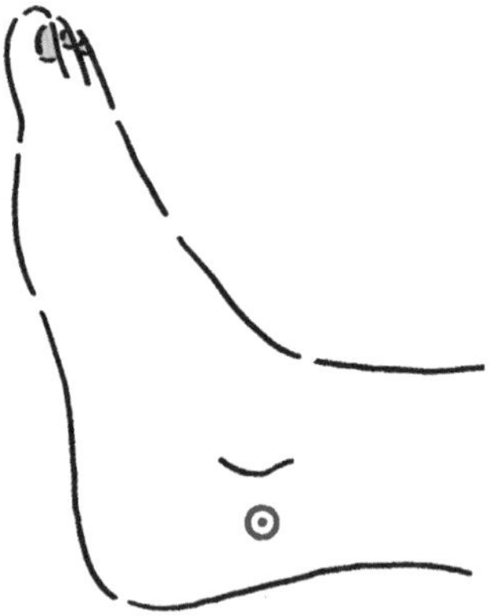

⇨太溪穴位於腳踝內側關節與阿基里斯腱之間的凹陷處，能感覺脈動的地方。

艾灸動手做 2

失眠、入睡困難、自律神經的問題

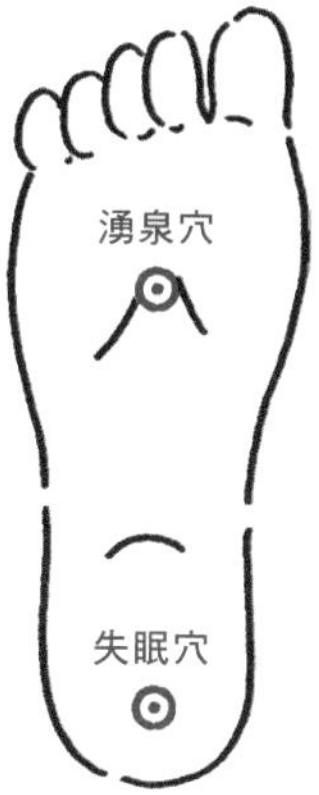

⇨ 湧泉穴位於腳底正中央，最凹陷處上方。

⇨ 失眠穴位於腳跟中央。

具療效的穴位

◎ 失眠穴

◎ 湧泉穴

體內「火」旺、「水」不足時，要使用「腎」氣之源的湧泉穴。失眠多伴隨著腳底的鈍麻感，所以要用稍熱的溫度灸三壯（也就是三個台座灸或三個米粒灸的時間）直到腳底感覺熱度。

取穴的方法

用自己的手指量位置

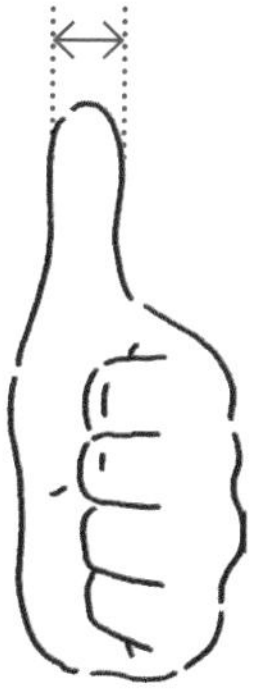

1 寸

自己大拇指寬的長度

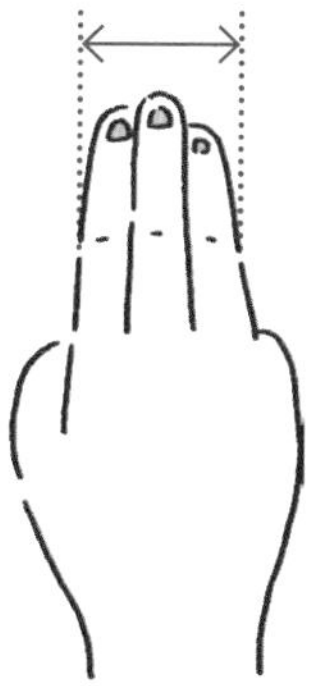

2寸

自己食指到無名指三指加起來的寬度

具療效的穴位

◎ 合谷穴

合谷穴與美肌、臉部與頭部（眼耳鼻等引起的顏面症狀）、補氣有關。有花粉症等過敏症狀的人，我建議在症狀尚未出現前的半年就開始艾灸，比方說春天才有症狀的人，要在半年前的秋天就開始艾灸。這個穴位對於改善其他如，頭痛、聽力衰退、牙齒痛（下排牙齒）、感冒、頭暈、健忘、全身無力感、精神不安、失眠症狀、生理痛、便祕、腹瀉、打呼等症狀也很有效果。

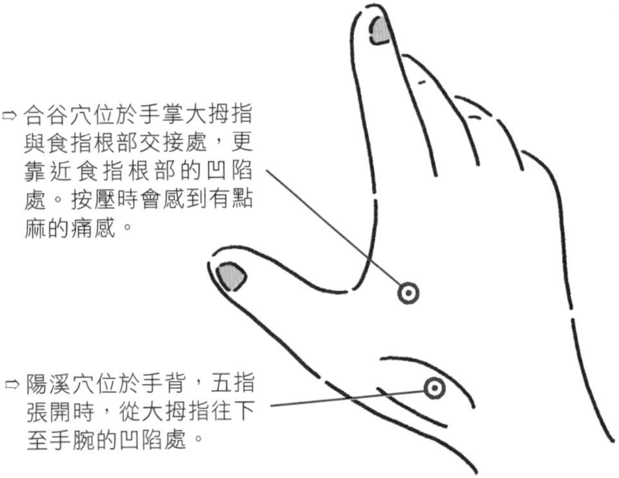
⇨合谷穴位於手掌大拇指與食指根部交接處，更靠近食指根部的凹陷處。按壓時會感到有點麻的痛感。
⇨陽溪穴位於手背，五指張開時，從大拇指往下至手腕的凹陷處。

想要美肌時可以灸一下讓臉色變好的穴位

臉色不好，給人的印象也會不好。如果在意臉色，請灸以下穴位。臉色黯沉請灸太衝穴；臉色發紅請灸內關穴；臉色發黃請灸足三里穴與三陰交穴；臉色蒼白請灸太淵穴；臉色發黑請灸湧泉穴跟太溪穴。

肌膚乾燥、髮質的困擾

具療效的穴位

- 合谷穴
- 足三里穴
- 陽池穴
- 湧泉穴
- 築賓穴

乾燥的肌膚需要補充血的能量。皮膚狀況不好，頭髮狀況也會不佳。原因多半在於精神狀況。讓我們借助腎的力量來穩定精神。特別是築賓穴對安定心神非常有效。再多加一個神門穴也很好。

⇨築賓穴位於腳踝後方凹洞上方約5寸，腓腸肌與小腿後側比目魚肌之間的交界處。腓腸肌摸起來比較硬，容易找到，所以找築賓穴的時候，用手指從腓腸肌開始往下滑，比較容易找到。

⇨合谷穴（請參考第228頁）、足三里穴（請參考第231頁）、陽池穴（請參考第231頁）、湧泉穴、（請參考第227頁）

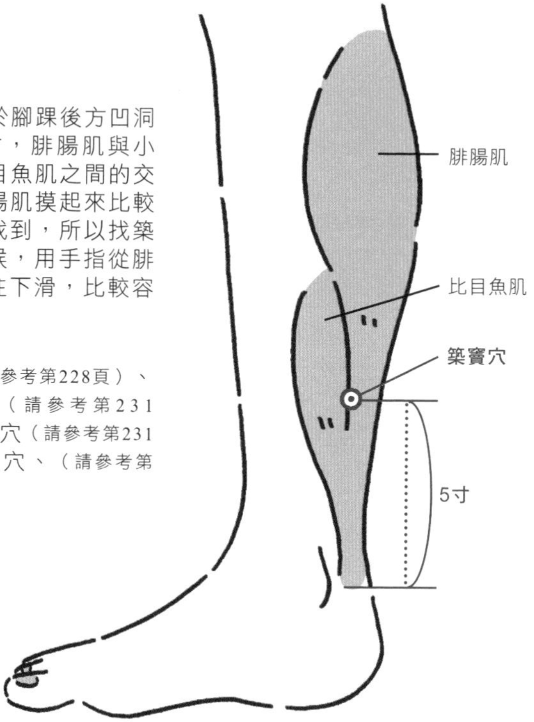

便祕、腹瀉、脫肛、痔瘡

具療效的穴位

◎ 其門穴

◎ 其角穴

◎ 其正穴

如果大腸運作正常，便祕或是腹瀉的情況就會消失。讓我們在脫肛與痔瘡惡化前就先預防。便祕情況嚴重時，除了上述三個穴位，請再多灸「支溝穴」。

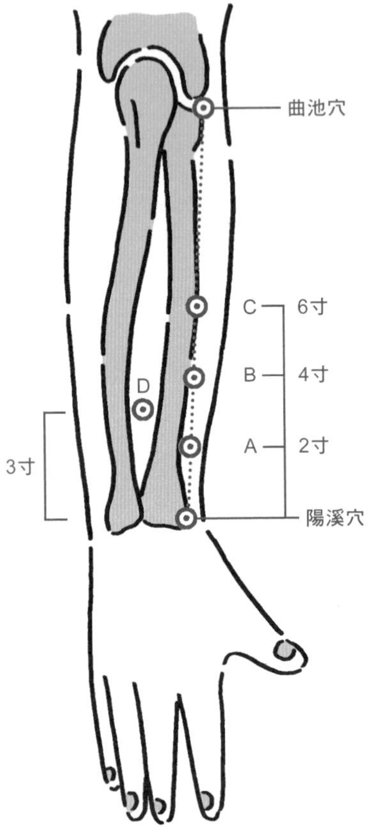

⇨陽溪穴與曲池穴（彎曲手肘後，肘關節處出現的凹洞）相連的直線上，陽溪穴上方2寸是其門穴（A），再往上2寸是其角穴（B），再往上2寸是其正穴（C）。支溝穴則位於上手臂外側，距離手腕折線上方3寸處（D）。

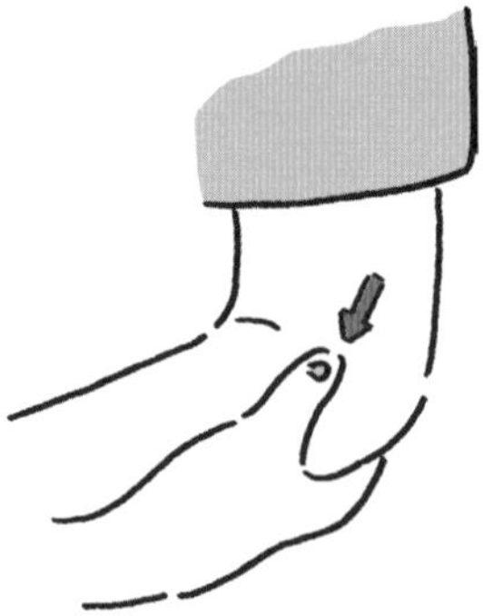

⇨曲池穴位於彎曲手肘後，肘關節外側出現的凹洞處。

艾灸動手做
6

腸胃、調整荷爾蒙分泌、低血壓、疲勞

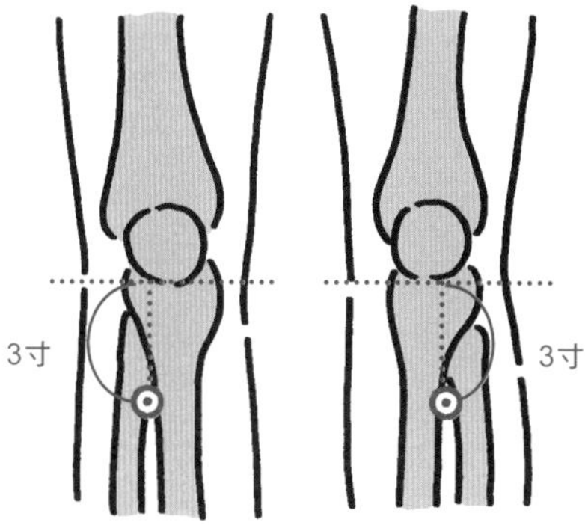

⇨足三里穴位於膝蓋骨外側下方3寸的地方。

具療效的穴位

⊙ 足三里穴

日本經常旅行的詩人松尾芭蕉最喜歡灸這個穴位。足三里穴不但可以活絡生命能量，恢復疲勞，還能改善腹部症狀。低血壓患者尤其不可忽略這個穴位。另外，調整女性荷爾蒙或是預防感冒，足三里穴都是非常有效的穴位。

自己艾灸
7

過勞

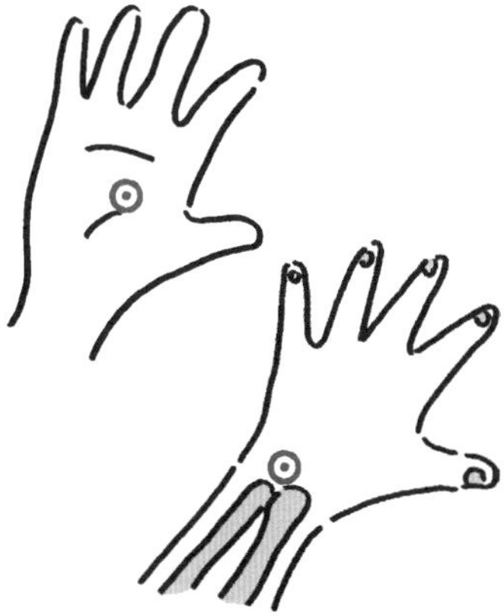

⇨陽池穴位於手背，手腕摺痕的中央處。
⇨勞宮穴位於手心正中央。
⇨湧泉穴請參考第227頁。

具療效的穴位

⊙ 陽池穴

⊙ 勞宮穴

⊙ 湧泉穴

長期的疲勞，有一天會變成過勞，只是刺激足三里穴並不足以緩解疲勞，必須加上補氣。此時，聚集了身體元氣的陽池穴就非常重要。勞宮穴有助於緩解慢性疲勞，除了艾灸，也可以只用手揉。

婦科困擾

具療效的穴位

◎ 三陰交穴

對女性來説，重要的三個陰，也就是「脾」「肺」「腎」經絡交會之處稱為三陰交。光是這一個穴位就能補足三個經絡，所以是治療婦科疾病時必用的穴位。另外，三陰交穴用來舒緩頭痛也很有效。

⇨ 三陰交位於腳踝內側上方3寸處（約四隻指頭寬）。

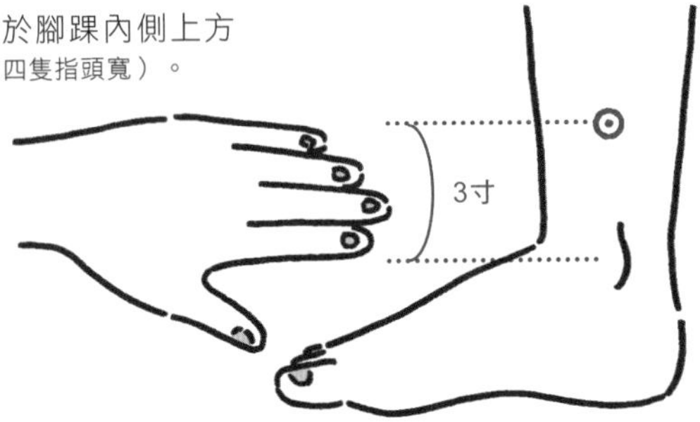

生理痛

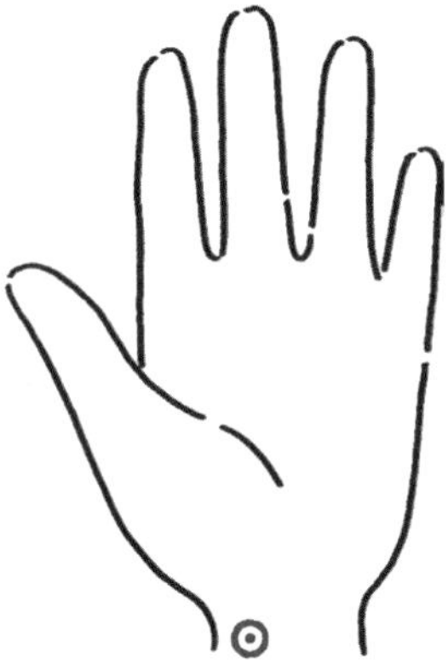

具療效的穴位

◎ 三陰交穴

◎ 足三里穴

◎ 太淵穴

◎ 太衝穴

生理痛時，除了三陰交穴，還要視本人的身體狀況來決定是否要一併艾灸其他穴位。荷爾蒙分泌不協調要加足三里穴；脈弱、氣的運行不佳要加入太淵穴；經血太黏稠則加入太衝穴。

⇨ 太淵穴位於大拇指指根附近與手掌側手腕橫線上，有脈搏跳動處。

⇨ 足三里穴，請參考第231頁。太衝穴，請參考第226頁。也是在有脈搏跳動處。

孕期穩定、孕吐與不孕症治療

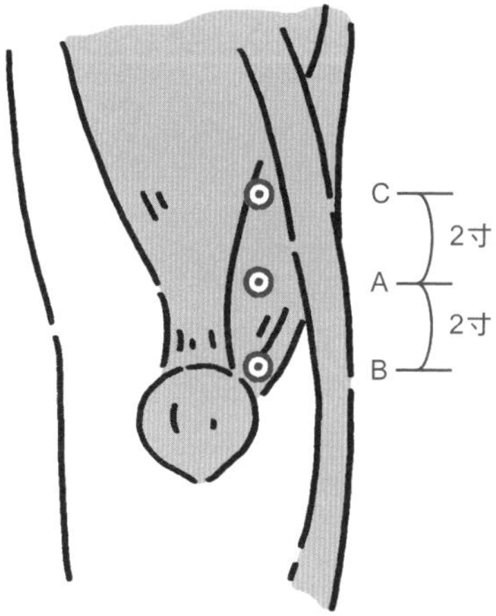

⇨血海穴（A）位於膝蓋骨內側的上端，在通腎穴（B）上方2寸處；通背穴則位於血海穴上方2寸處；里內庭穴請參考第153頁。

具療效的穴位

⊙ **三陰交穴**

⊙ **里內庭穴**

⊙ **血海穴**

⊙ **通腎穴**

⊙ **通背穴**

孕婦與正在接受不孕症治療的人，除了三陰交穴，請再加上里內庭穴。里內庭穴有調整胃部機能的作用，不只能舒緩孕吐，也能舒緩食物中毒。通常緩解孕吐，會使用到血海穴、通腎穴、通背穴三個穴位。

矯正胎位不正

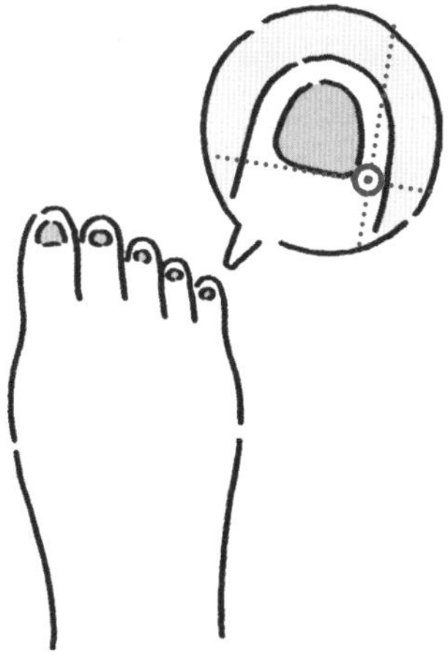

⇨至陰穴位於腳的小趾趾甲根外側。

具療效的穴位

⊙ **三陰交穴**

⊙ **至陰穴**

請每兩三天就做一次艾灸左右兩腳的至陰穴與三陰交。每個穴位要反覆灸三到五個艾絨。想要矯正胎位不正，最佳的艾灸時間是懷孕二十八到三十週。

浮腫

具療效的穴位

- ◎ **豐隆穴**
- ◎ **承山穴**
- ◎ **陰陵泉穴**

想要排出體內多餘的「水」時，豐隆穴是基本穴位，還要再加上承山穴、陰陵泉穴。前面提過，想要改善身體的水腫要從飲食生活做起，如果再加上艾灸，就有加乘效果。

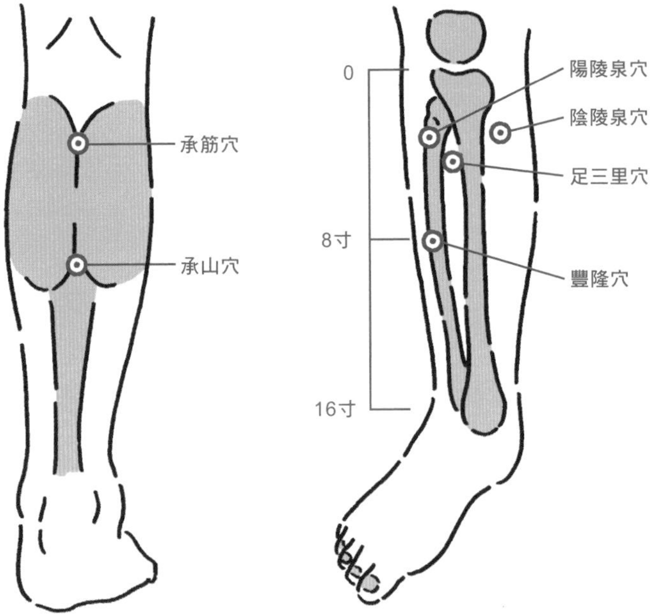

⇨承筋穴位於小腿後側的中央線上，肌肉最隆起處。承山穴則是位於小腿肌肉用力後往下到腓腸肌與比目魚肌交界處，也就是由腳踝順著比目魚肌往上摸時，手指會卡住的地方。

⇨豐隆穴位於外側腳踝上方8寸，同時也是膝蓋外側骨頭突出處往下8寸的地方。陰陵泉穴位於膝蓋下方約10公分，膝蓋內側往下按到骨頭內凹的點上。陽陵泉穴位於膝蓋外側下方骨頭突出後下凹的地方。

腰痛

具療效的穴位

- ◎ **腰痛點穴**
- ◎ **陽陵泉穴**
- ◎ **承筋穴**

有個名叫腰痛點穴的穴位就在手上，對於完全無法彎下腰的腰痛，可以藉由艾灸這個穴位緩解疼痛。腰痛點穴在左右兩手背上各有兩個，也就是共有四個穴位，艾灸時請針對按壓時會有痛感的穴位進行艾灸。如果搞不清楚哪個穴位痛，就四個一起灸（四個穴位同時一起灸，效果更好）。陽陵泉穴對全身的肌肉都有效，尤其能幫助腰部轉動；承筋穴則是能幫助腰部前後擺動。

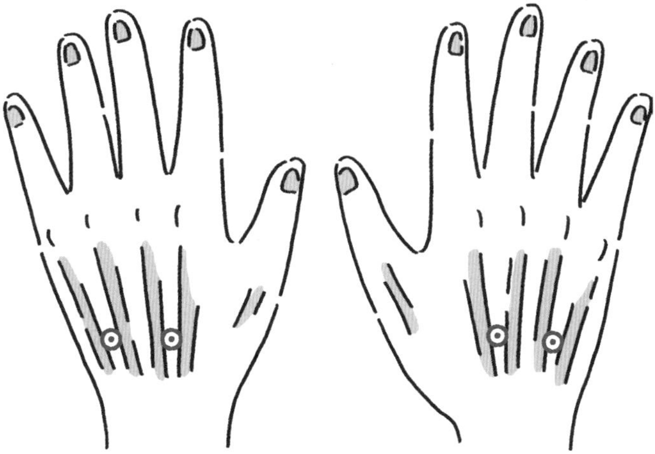

⇨腰痛點穴就位於手背上，食指與中指、無名指與小指往手腕延伸的交點的骨頭中間處，用手指沿著指間往下滑到滑不動的地方。陽陵泉穴與承筋穴請參考右頁。

艾灸動手做
11

瘦身（減重）

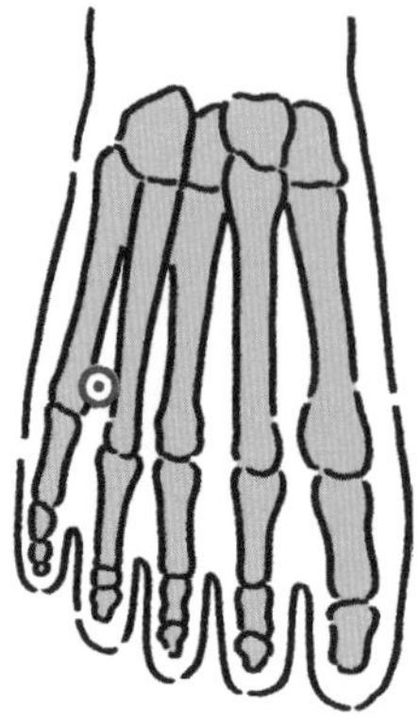

具療效的穴位

⊙ **陰陵泉穴**

⊙ **地五會穴**

減重的基本在於防止吃太多、提升身體的代謝率。陰陵泉穴能幫助排除濕氣；地五會穴除了能幫助減重，對於改善坐骨神經痛、頸部神經痛、眼睛疲勞、皮膚搔癢、耳鳴也非常有效。

⇨ 地五會穴位於腳背第四趾與第五趾之間，腳骨交會處前1寸半的凹陷處。

⇨ 陰陵泉穴請參考第234頁。

艾灸動手做
12

頭與肩的疼痛、肩頸僵硬引起的頭痛

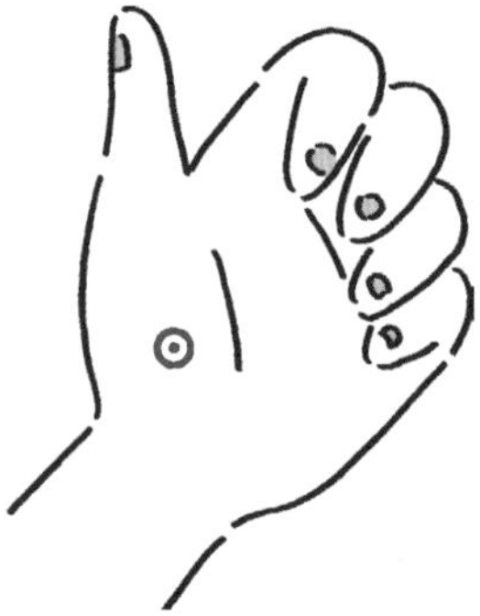

具療效的穴位

⊙ **魚際穴**

⊙ **合谷穴**

⊙ **陽溪穴**

我們先來判斷一下，身體的疲勞是從身體前側還是背後累積而來的。手工作業及電腦打字工作的疲勞，是屬於身體前側的疲勞，所以請按壓魚際穴。相反的，工作需要久站或是搬運重物，就需要按壓合谷穴。按壓時，若需要再多一點刺激，請再加上陽溪穴。

⇨ 魚際穴位於手掌上最多肌肉聚集、形狀像魚腹的部位，按壓此隆起處外側中央，有反應的地方就是。

⇨ 合谷穴、陽溪穴請參考第228頁。

想吐、頭暈

具療效的穴位

- ⊙ 公孫穴
- ⊙ 內關穴
- ⊙ 外關穴

胃部感覺脹脹時就灸一下公孫穴；暈車暈船或是情緒不穩定時，請灸一下內關穴；肩頸痠痛或是感覺緊張時，請灸一下外關穴，或是公孫穴、內關穴，任選一個艾灸也可以。

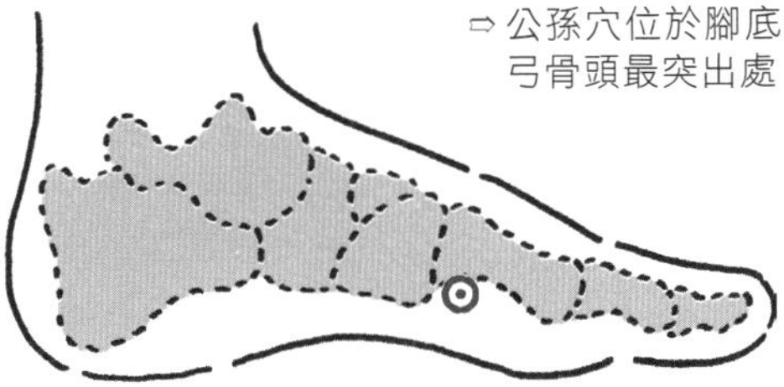

⇨ 公孫穴位於腳底腳弓骨頭最突出處。

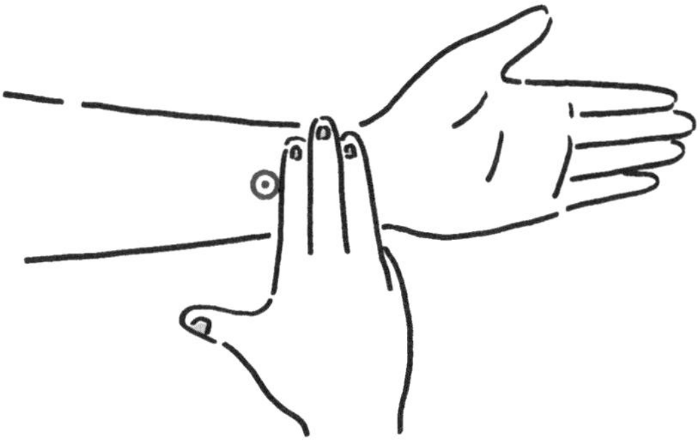

⇨ 內關穴位於手掌側的手腕摺線中央往外2寸處。

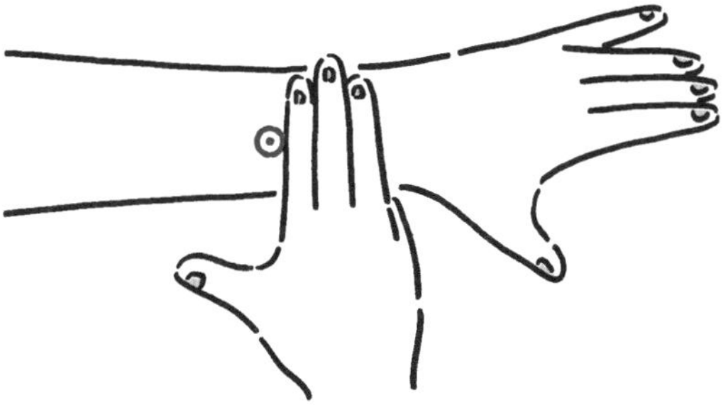

⇨ 外關穴位於支溝穴（參考第230頁）往下1寸，手腕摺線中央外2寸處。

基礎筆記

東洋醫學的基礎筆記

「東洋文明是木棍。」

從字面並無法明瞭其中含意。首先，讓我來談談《易經》這本中國最古老的典籍。一提到「易」就想到乾坤八卦，給人算命占卜的印象。然而，《易經》本來是包含了天文學的自然科學。

仔細觀察天體運行，就會知曉月的盈虧與各行星（水星、金星、木星、火星、土星）即將出現的方位，這正是易學的基礎。也就是說，所謂的易正是地球運行與自然的變遷，而「太極圖」（請參考第二四〇頁）就集結了這些知識。久遠以前，人們將掌握自然的事物與「生命」直接相連結，如此，才能清楚掌握收成時機與食物收穫量以安心度日。這樣的知識正是「易」。

易這個字是由「日」與「月」組合而成；太極圖則是觀察一年間日晷上的陰影，並加以記錄的結果。實際上，早在三千五百年前，古人就已經知道一年有三百六十五點二日。古人以日晷木棍的陰影長度，先知道夏至與冬至，而後發現了白天與夜晚幾乎等長的春分與秋分，再加以細分之下，就成了二十四節氣（參見第二四〇頁）。

記錄棒子陰影所發現的
不變法則

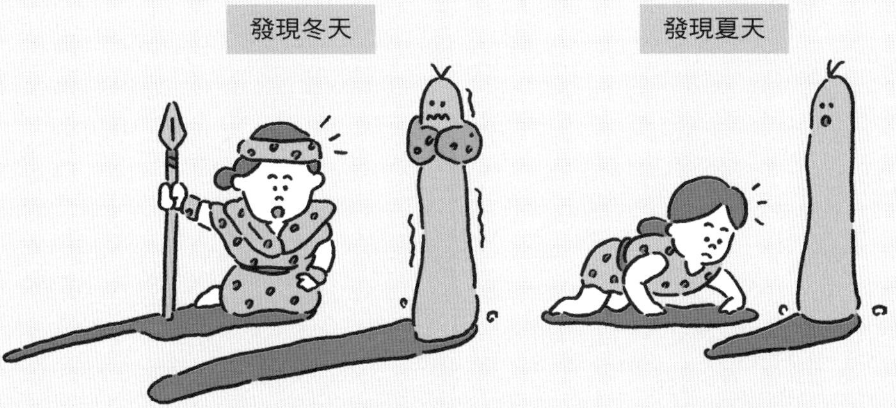

代表二十四節氣的原始太極圖

這個追蹤陰影的圖，是以十五日為單位，將一年分成二十四等分。曲線部分表示陰影的程度。也可以說，二十四節氣源自於幾千年來，每十五日不斷追蹤，得知年年的陰影週而復始從未改變過，因而訂定下來。

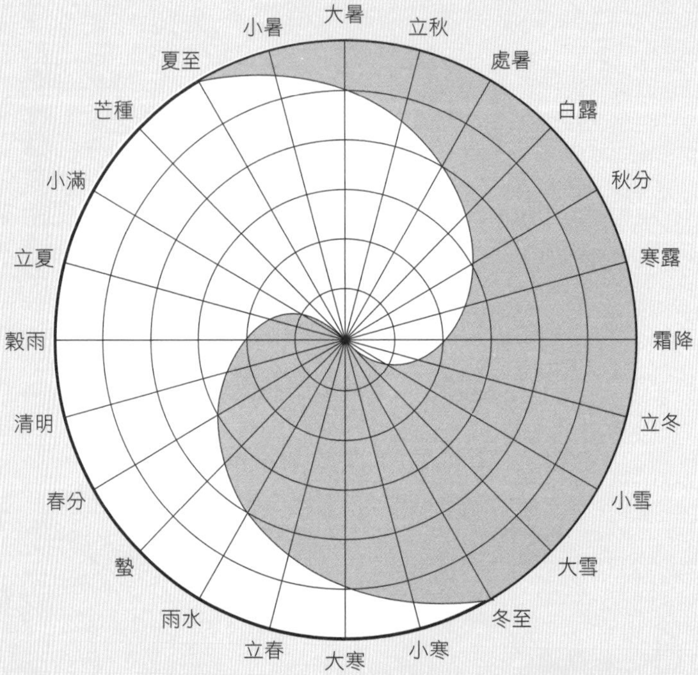

集結自然變化而來的太極圖

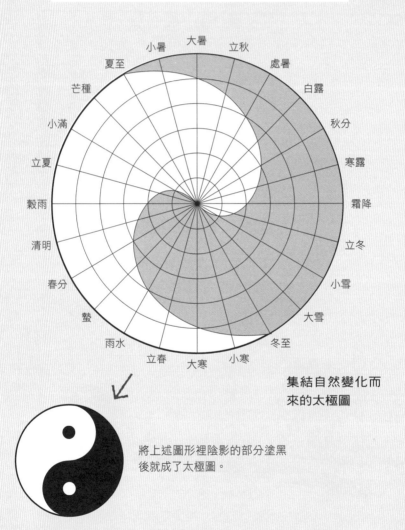

將上述圖形裡陰影的部分塗黑後就成了太極圖。

現代的文明發達，人們逐漸忽略了「因應自然變化生活」的生活型態。比方說，天氣的冷暖溫差，不再只是依靠穿著應對，還加上了冷氣與暖氣等空調設備的調節，使身體對於季節變化不再敏銳。飲食習慣也同樣受到文明進步的影響，如番茄、白蘿蔔等也不再依照時令生產，任何時候、任何地點都可以買得到。結果，我們因此喪失了對季節的感覺，身體也容易出現不適。

相對來說，當季當令的食物不單比不合時令的食物營養，身體也能依照各種氣候自行調節其中營養成分。因此，生活在現代的女性有必要重新找回季節感，以提升身體的自然治癒力，將自己重新調整回健康又美麗的狀態。而第一步就是要理解二十四節氣，接著是四季，學習該如何應對各節氣。在生活中融入季節性思考，讓身體回歸自然，多增加些讓自己開心愉悅的事。

基礎筆記

冬至與夏至是陰陽兩極

太極圖以陰陽的方式呈現出自然的變遷。古人發現，日晷「陰影最長時等於最冷（冬至）」、「陰影最短時等於最熱（夏至）」。而且古人認為，**冬至至陰，夏至至陽**。「陰」這個字表示照不到太陽之意。另一方面，「陽」則是用太陽從地面上升起的象形文字來表示日照良好的模樣。因此，東洋哲學將存在於世間的萬物二分為互斥的陰與陽。

要知道，陰或陽任一方絕不可能單獨存在於世上，而是**互相對立或是互補以存在於世間。有時也會規律地一方較強，一方較弱，這就是所謂的陰陽消長。**意即，每一年陰與陽的變化都會很規律，不會出現某年的夏天特別長，或是某年冬天特別長的情形。

世界是由陰陽平衡
所形成

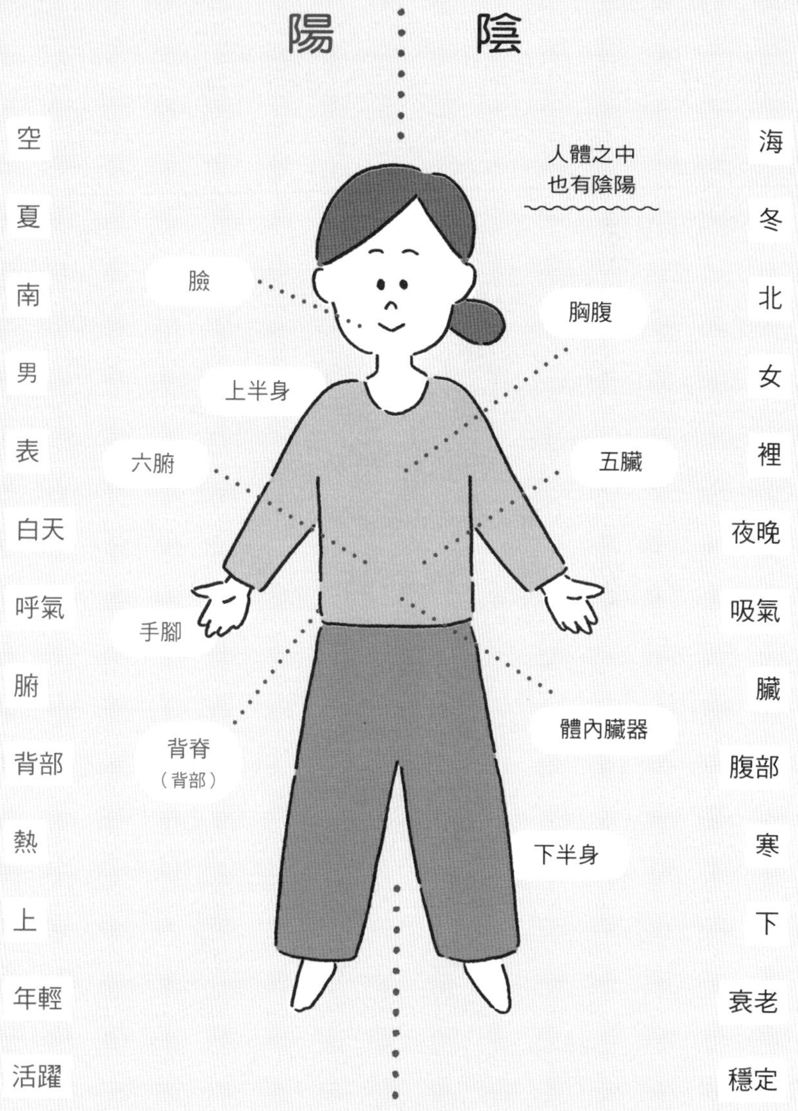
陽
陰
空
夏
南
男
表
白天
呼氣
腑
背部
熱
上
年輕
活躍
海
冬
北
女
裡
夜晚
吸氣
臟
腹部
寒
下
衰老
穩定
人體之中
也有陰陽
臉
胸腹
上半身
六腑
五臟
手腳
體內臟器
背脊
（背部）
下半身

基礎筆記

基於太陽運行而來的四季

東洋哲學也把季節分陰陽。**古人將一年分四季之前，是將一年大略分為陰陽兩個季節。**「陽」的意象是種子發芽、成長到綠葉茂密的樹木（春夏），也就是先有種子（陽）才有一切事物。「陰」的意象是事物有所結果，其中蘊藏了陽的能量（秋冬），並且等待下次的萌發（春）。基於這種意象所稱的春夏秋冬，形成農曆，農曆是依循太陽的運行、人類與自然共生的韻律而來。

再者，一個季節可分為前半與後半，**一年共可分為八個部分，稱為八節**。其中春分、秋分的白天與夜晚幾乎相等；夏至的日照時間最長、冬至的日照時間最短，加上**將四季加以區分的立春、立夏、立秋、立冬，即成為四季八節**。

太極圖與
四季陰陽變化

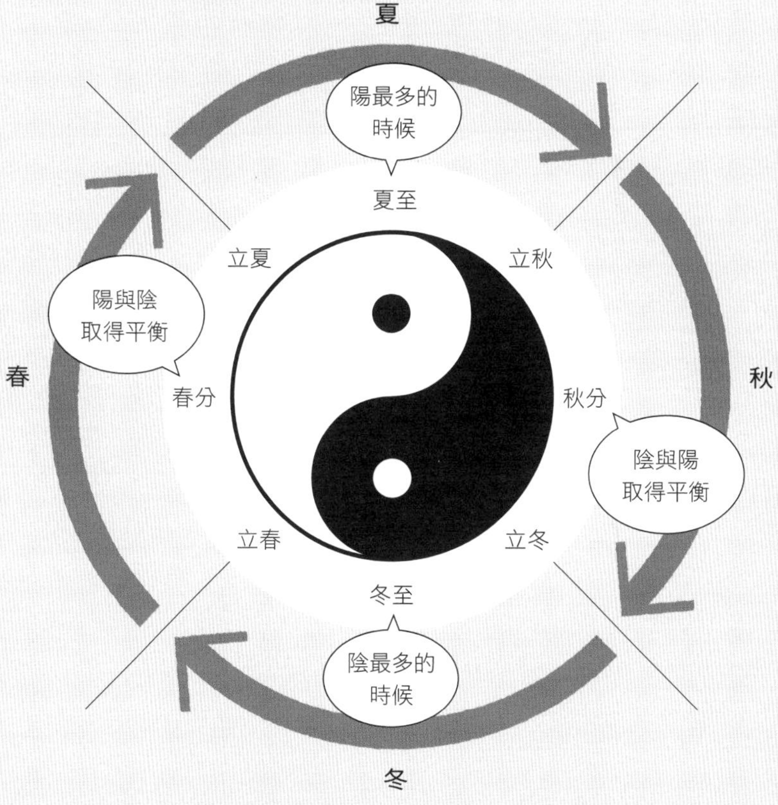
夏
陽最多的
時候
夏至
立夏
立秋
陽與陰
取得平衡
春
春分
秋分
秋
陰與陽
取得平衡
立春
立冬
冬至
陰最多的
時候
冬

春（陽）　從立春（2月4日起）到立夏前一日為止的三個月
夏（陽）　從立夏（5月5日起）到立秋前一日為止的三個月
秋（陰）　從立秋（8月7日起）到立冬前一日為止的三個月
冬（陰）　從立冬（11月7日起）到立春前一日（節分）為止的三個月

基礎筆記

從五行說看四季

以陰陽為基礎而有了四季，在其中加入中心（正中央），就誕生了將世界分為五類的學問——**五行說。「五行說」將自然界所有存在之物分為了「金木水火土」五種屬性。**

炎熱的夏季歸類於太陽，也就是燃燒的「火」；寒冷的冬季是「水」，如靜靜撫育從大地湧出泉源般的生命一般；快速成長的春季以「木」象徵不斷往上生長；收穫的秋季則以「金」象徵收集分配收成；最後是「土」，在五行之中，土代表大地，被其他四個元素所包圍，象徵萬物生長之源，並給予保護。以季節來說，梅雨季結束後的悶熱夏季與四季轉變之際就是「土」。

依據五行說的季節分類法，是春夏秋冬養生中的重要指標。

五行分類表

	五行	木	火	土	金	水
五行的基礎	五行（季節）	春	夏	長夏（殘暑）季節轉變之際	秋	冬
	五氣	風	熱	溫	燥	寒
	五色	綠	赤	黃	白	黑
	五方	東	南	中央	西	北
五臟與身體的關係	五臟	肝	心	脾	肺	腎
	五腑	膽	小腸	胃	大腸	膀胱
	五主	筋	血脈	肌肉	皮毛	骨髓
	五味	酸	苦	甘	辛	鹹
	五志	怒	喜	思	悲（憂）	恐（驚）
	五官	眼	舌	口（唇）	鼻	耳
	五液	淚	汗	涎	涕	唾
補養五臟的食物	五果	李	杏	棗	桃	栗
	五菜	韭	薤	水芹	蔥	藿
	五穀	麥	黍	稗	稻（米）	豆（大豆）
	五畜	雞	羊	牛	馬	豬

礎基
記筆

關於五臟六腑

五行說與陰陽論，並稱為東洋醫學的支柱，其中詳細記述了臟腑的特徵與各自的相關性。

五臟是「心、肝、脾、肺、腎」，六腑則是「膽、小腸、胃、大腸、膀胱、三焦」。

本書中，對於西洋醫學所稱的臟器各加了個「臟」字，成為「心臟、肝臟、脾臟、肺臟、腎臟」。也就是說，東洋醫學中所稱的「肝」與西洋醫學中所稱的「肝臟」是不相同的。「肝」比「肝臟」本身還要具備更大的生理機能。其他的臟腑也相同。雖然無論在東洋醫學還是西洋醫學中，臟腑的位置幾乎沒有差別，不同之處在於，兩者對於臟腑作用的看法並不相同。**五臟不單只是運行氣、血、水而已，還蘊藏了各自的精氣，也主掌了人的精神活動。**

六腑則是指中空的器官，負責消化並吸收食物與水分，另外也吸收營養。

五臟六腑的主要作用

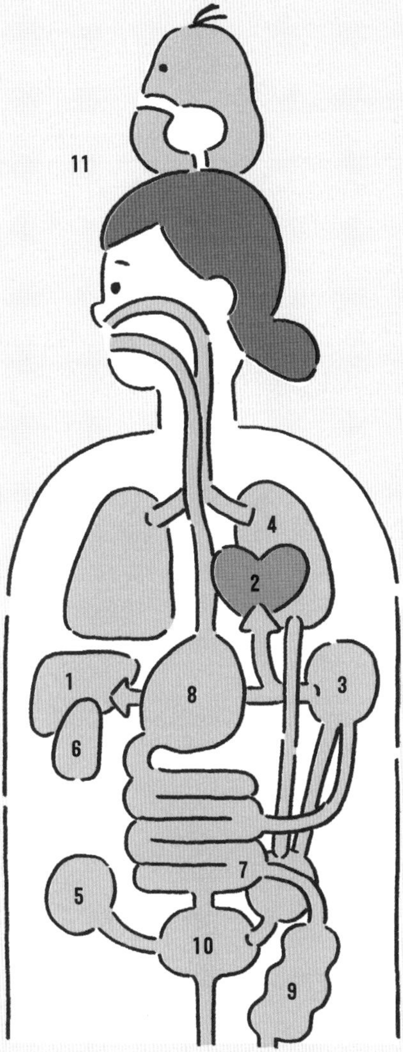

1 肝：調整氣血的運行，貯藏血液，調節全身的血液量。肝藏「魂」，是人的判斷力之源。

2 心：統括五臟六腑。主全身血液運行。主掌人的一切精神活動。

3 脾：消化吸收的中心。將食物的營養運送至全身，製造津液（人體內的水分），並將津液送至肺。

4 肺：經由呼吸將天的陽氣吸進體內，並將血與津液送達全身。

5 腎：藏有與生俱來的能量，提供身體精力。調整深呼吸與水分。是耐力之源。

6 膽：製造並排出膽汁。協助脾胃運作。是決斷力之源。

7 小腸：將胃送來的食物分出清濁。所謂的清是身體必要之物，濁則是不要之物。

8 胃：消化吸收食物。與脾共同運作。氣是從這裡送出至全身的。

9 大腸：吸收小腸送來的食物水分，並排出成為糞便。

10 膀胱：收集在肺、脾、腎、三焦運作後，循環全身而來的水分，排出成為尿液。

11 三焦：將氣、血、水分配至全身，調整水分代謝。是沒有具體型態的臟器。

基礎筆記

掌握四季以獲得健康

「掌握一年四季的自然變化，順應季節生活就不會生病。」

這是寫在兩千多年前《黃帝內經．素問》中的內容。同書中，不只寫有東洋醫學的診斷法與治療法，還寫了許多非常有益的養生資訊。

其中之一就是**節氣養生，即將太陽運行的一年分割為二十四等分，並告訴人們該如何度過每個節氣，以維持健康的養生基本**。一個節氣為十五天，雖然《黃帝內經》中寫了每個節氣應該要實行的生活習慣與飲食，但是對於初次實踐的人來說，要完全把握這二十四節氣好好生活，難度非常高。因此，本書首先從春夏秋冬四季切入，以四季養生為主，讓各位能理解四季的基本生活方式。

待各位了解四季之後，再加入春分、秋分、夏至、冬至這八節（請參考第二四四頁與第二四五頁），剛好將春夏秋冬分為前半與後半。在本書中，從春季前半的立春（二月四日左右）開始，介紹立春需要注意的事項與安度立春的對策，隨著各位閱讀春季的章節，二月、三月、四月之後，季節開始轉變。進入夏季之前，便介紹夏季來臨前的養生方法。

前面提過，「易」的目的之一是「食」的安定，而食的安定自然會產生富，富有者又自然會祈願自己健康長壽。在這樣的背景下，東洋醫學因應而生。也就是說，**東洋醫學的目的正是健康與長壽**，幾千年來，人們都為這個目標努力不懈。然後，古人發現了「易」這個天地運轉的基本法則，同時也發現身為小宇宙的人體基本法則。我們現代人，不，正因為我們身為現代人，對我們來說，《黃帝內經》有如滿載了寶物般，充滿了我們必備的知識。

後記

讀完這本書，各位覺得東洋醫學式的養生法如何呢？

早睡早起、食用當季當令食材、溫熱身體就不再感覺寒冷——
是不是覺得

「就算書裡沒說這些，我也都知道呀！」

然而，當我們更深入了解東洋醫學的思考方式後，
我相信各位能更有邏輯地理解其原理與背後含意。

而且，

一旦理解了原理與結構，

就會不可思議地想要進一步去實踐看看了，對吧。

重要的是，要配合季節養生。
更為重要的是，不要勉強
「身體」與「心理」。

無論是想從服裝，或是從飲食，
還是想從生活習慣開始，
都可以。

如果各位願意選擇其中一種方式，開始屬於自己的東洋醫學式生活，
我將感到非常榮幸。

◎日文參考文獻

『黄帝内経二十四節氣養生全書』
常學輝 編著（西北国際）
『基本としくみがよくわかる　東洋医学の教科書』
平馬直樹、浅川要、辰巳洋 監修（ナツメ社）
『プロが教える東洋医学のすべてがわかる本』
平馬直樹、浅川要、辰巳洋 監修（ナツメ社）
『董氏奇穴実用手冊』　邱雅昌編 著（人民衛生出版社）
『素問ハンドブック』　池田政一 著（医道の日本社）
『中国医学の源がわかる　まんが易経入門』
周春才 著、鈴木博 訳（医道の日本社）
『家庭でできるツボ健康法！　温灸入門』（釜屋もぐさ）
『資源・応用薬用植物学』　奥田拓男 編（廣川書店）
『神農本草経』　森養竹 著（昭文堂）
『黄帝内経白話詳解』　鄭紅斌 著（大店出版社）

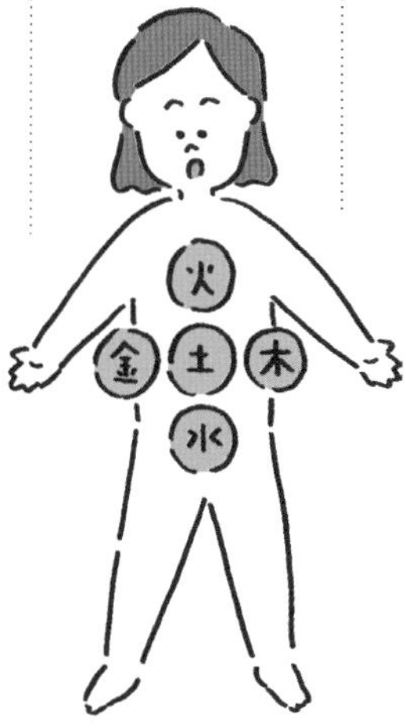
火
金
土
木
水

國家圖書館出版品預行編目資料

女孩的季節變換調整體質養生書：配合生理週期養血遠離過敏 / 鈴木知世作；簡毓棻譯. -- 初版. -- 新北市：世茂, 2019.2
面；　公分. -- (生活健康；B450)
譯自：女性の不調をなくす東洋医学式カラダとココロの整え方：一年中薬に頼らず暮らせる季節にあわせた養生のすすめ
ISBN 978-957-8799-54-7(平裝)

1.婦女生理 2.婦女健康

417.121　　107018908

生活健康B450

女孩的季節變換調整體質養生書：配合生理週期養血遠離過敏

作　　者／鈴木知世
譯　　者／簡毓棻
主　　編／陳文君
責任編輯／楊鈺儀
封面設計／林芷伊
出 版 者／世茂出版有限公司
地　　址／(231)新北市新店區民生路19號5樓
電　　話／(02)2218-3277
傳　　真／(02)2218-3239（訂書專線）、(02)2218-7539
劃撥帳號／19911841
戶　　名／世茂出版有限公司
世茂官網／www.coolbooks.com.tw
排版製版／辰皓國際出版製作有限公司
印　　刷／祥新印刷股份有限公司
初版一刷／2019年2月

ＩＳＢＮ／978-957-8799-54-7
定　　價／320元